Massimo Alessandro

Capacidade de compreender e de querer detetável a partir da caligrafia

Massimo Alessandro

Capacidade de compreender e de querer detetável a partir da caligrafia

ScienciaScripts

Cover image: www.ingimage.com

This book is a translation from the original published under ISBN 978-3-659-74418-1.

Publisher:
Sciencia Scripts
is a trademark of
Dodo Books Indian Ocean Ltd. and OmniScriptum S.R.L publishing group

120 High Road, East Finchley, London, N2 9ED, United Kingdom
Str. Armeneasca 28/1, office 1, Chisinau MD-2012, Republic of Moldova, Europe
Printed at: see last page
ISBN: 978-620-7-87050-9

ÍNDICE DE CONTEÚDOS:

CAPÍTULO 1

INTRODUÇÃO

A questão da capacidade de compreender e de querer através do estudo da grafologia é cada vez mais exigida na prática forense e muitos juízes confiam na técnica gráfica. O tema é suscetível de diferentes abordagens, consoante se trate de um caso de imputabilidade ou de mera incapacidade. Digamos desde já que a definição de incapacidade de entender e de querer é dupla e que é necessário clarificar os dois elementos separadamente, entender por um lado e querer por outro.

COMPREENSÃO: capacidade do indivíduo de compreender o valor das suas acções e de avaliar a eficácia causal das mesmas.

VONTADE: aptidão do indivíduo[1] , depois de se ter apercebido do valor do ato que vai praticar, para o querer ou não; por outras palavras, para se governar a si próprio, isto é, para se determinar autonomamente.

O conjunto destes dois requisitos define e encerra a "responsabilidade jurídica de um indivíduo". O artigo 85.º do CP considera como tal a pessoa que, no momento da prática de um ato imputável como crime, tem a capacidade de entender e de querer, pelo que a infração é entendida como tal, após o exame destes dois requisitos. Caberá ao médico ou ao psiquiatra a responsabilidade de decidir sobre a enfermidade ou a capacidade jurídica de uma pessoa. Um indivíduo para ser imputável deve ter querido o ato que constitui um crime.

" A vontade, de facto, não é apenas aquela força que nos determina, mas também aquilo que, em determinadas situações, e por isso entendemos também os estados de forte valor passional, nos permite resistir ao impulso do momento, ou seja, nos permite "escolher" resistir. (1)

Fausto Petrella (2)[2] considera que a capacidade de entender é a capacidade normal de avaliar os próprios actos. Com a capacidade de querer identifica-se a determinação livre e voluntária do próprio comportamento. Os dois requisitos definem a

"Responsabilidade jurídica de um indivíduo". A avaliação do crime deve estar em conformidade com a avaliação prévia destes dois requisitos. Nestes casos, o perito é o psiquiatra. Parte-se do princípio de que o psiquiatra pode avaliar tanto a enfermidade e a natureza dessa enfermidade como a capacidade jurídica do indivíduo. De facto, estas avaliações têm uma margem de aproximação muito precisa.

A análise técnica gráfica é separada pelas regras de jurisprudência civil e penal e também pelos acórdãos do Tribunal de Cassação. Deve responder à questão de forma objetiva, considerando que o movimento da mão, do qual sai a linha gráfica, é um movimento complexo que resulta de uma sequência de acontecimentos com início cerebral e fim muscular e vice-versa. Entre os dados iniciais (Sistema Nervoso Central) e a periferia (Sistema Osteo-articular e muscular) existe todo aquele sistema autónomo (sistema nervoso ortossimpático e sistema parassimpático), o sistema cardiovascular e respiratório, o sistema endócrino, o sistema imunitário e o sistema metabólico que de alguma forma rege a atividade do gesto gráfico na sua totalidade. Assim, uma ficha gráfica objetiva (estudo do percurso na sua dinâmica, geometria completa) pode depender tanto de

---

[1] L.Mortati, *Stati emotivi e passional! e responsabilita penale*,Istituto di Medicina Legale dell'Universita La Sapienza di Roma.

[2] F.Petrella,*Turbamenti affettivi e alterazioni dell'esperienza*, Cortina,Milano,1983

problemas físicos como mentais.

O objetivo da tese aqui exposta é fazer um ponto de situação sobre o estado da arte, partindo dos estudos clássicos de Aleksandr Romanovic Lurija e Rudolf Phophal no que diz respeito à Neuropsicologia da linguagem gráfica até ao advento e às aplicações modernas das técnicas de Neuroimagem e Informática para apoiar a ciência grafológica.

CAPÍTULO 2

NEUROPSICOLOGIA DA LINGUAGEM GRÁFICA

A Neuropsicologia é a disciplina que estuda a relação entre o cérebro e as funções cognitivas, contribuindo para a progressão do conhecimento em neurociência. Utiliza métodos clínicos e instrumentais, combinando-os com as novas tecnologias e propondo modelos interpretativos do funcionamento mente/cérebro.

Durante este esforço cognitivo, os neuropsicólogos recolheram muitas observações de pacientes com danos cerebrais através de instrumentos de avaliação clínica adequados. Hoje em dia, este património permanece como um legado de conhecimentos para os neurologistas e, de um modo mais geral, para os médicos no que diz respeito à neurologia cognitiva e comportamental, mas é sobretudo utilizado pelos psicólogos como uma competência para a prática clínica e a investigação no que diz respeito à relação mente/cérebro.

Vale a pena recordar que as actuais disposições ministeriais identificam o Departamento de Psicologia como sede académica adequada para a constituição das Escolas de Especialização em Neuropsicologia, exclusivamente dedicadas aos licenciados em Psicologia (D.M.24 de julho de 2006, G.U.N.246 de 21/10/2006).

De facto, nos últimos dez anos, os progressos na investigação sobre o complexo sistema neural da emocionalidade foram enormes e os resultados ultrapassam consideravelmente o que foi feito nos séculos anteriores. A grafologia não pode perder uma oportunidade como esta para tentar conhecer e compreender o comportamento gráfico.

Para além da clínica, a neuropsicologia tem vários outros ângulos, todos eles aparentemente indispensáveis, pois constituem um único corpo doutrinal e uma única matéria de ensino. Nesta tese, centramo-nos nas perturbações da linguagem falada e escrita, intimamente relacionadas com a construção do gesto gráfico

OBSERVAÇÕES CLÍNICAS DAS PERTURBAÇÕES DA LEITURA

As perturbações adquiridas da leitura, definidas como *alexia ou dislexia,* são a dificuldade de ler de um indivíduo que adquiriu normalmente essas competências linguísticas antes de sofrer uma lesão cerebral; podem revelar-se *défices selectivos, mas a maior parte das vezes* estão combinadas com outras perturbações cognitivas.

As perturbações da leitura surgem necessariamente durante a afasia. Os pacientes que sofrem de uma dificuldade adquirida na leitura podem ter uma grande lista de tipos de erros; por esta razão, um instrumento indispensável para lidar com a observação sistemática de perturbações da leitura é uma descrição detalhada dos erros individuais do paciente em tarefas de leitura em voz alta. É bom esclarecer desde já que, para o diagnóstico da dislexia adquirida, utilizamos predominantemente testes de leitura de estímulos individuais, *palavras e não-palavras* (ou seja, neologismos ou palavras sem sentido), sempre apresentadas uma de cada vez, mas erros do mesmo tipo também podem ser encontrados na leitura de frases ou de pedaços de texto.

Os *erros visuais* são caracterizados por uma semelhança visual entre o estímulo e a resposta do paciente.

Nos casos mais simples, o erro consiste em substituir, omitir, acrescentar ou inverter uma única letra (ex.: cana-caverna, palla-pala, casacassa, anno- nano); muitas vezes, porém, o erro envolve mais letras, pelo que a semelhança visível entre estímulo e resposta pode limitar-se a algumas letras (ex.: mandarinocanarino, grano-grido).

Neste caso, a relação entre estímulo e resposta não é de natureza linguística, o que significa que não há "parentesco" de natureza lexical, semântica ou gramatical entre a palavra a ler e a produção do paciente; em alguns casos, o paciente pode produzir neologismos em vez de palavras (ex.: mare-mase, tetto-totto).

Veremos mais tarde como alguns neologismos lexicais deste tipo começam a aparecer nos textos de alguns acórdãos como o do Tribunal de Reggio Emilia Sec.I de 02-02-2016 em que a palavra "ERRADI" se revelará decisiva para o efeito da consulta proposta ao magistrado sobre a invalidade de uma forma de disposição testamentária.

VISÃO GERAL DO DIAGNÓSTICO DAS PERTURBAÇÕES DA LEITURA

As primeiras classificações clínicas distinguiam as perturbações da leitura em função dos défices cognitivos relacionados: 1) perturbações da leitura durante a síndrome afásica, alexia afásica frequentemente relacionada com lesões das áreas parietal e temporal do hemisfério esquerdo; 2) perturbações da leitura relacionadas com perturbações da escrita, mas sem outras perturbações evidentes da linguagem, alexia com agrafia, relacionada com lesões parietais esquerdas e por vezes relacionada com outros sinais da síndrome de Gerstmann *(desorientação direita/esquerda, agnosia digital, discaculia)",* perturbações selectivas da leitura, alexia pura, relacionadas com lesões do lobo occipital esquerdo; 4) alexia por eminegligência, caracterizada pela associação de perturbações da leitura com défice de exploração visual; neste caso, os pacientes não são capazes de ler corretamente metade dos estímulos que aparecem na parte negligenciada do espaço (geralmente a zona esquerda) e são afectados por lesões do hemisfério direito.

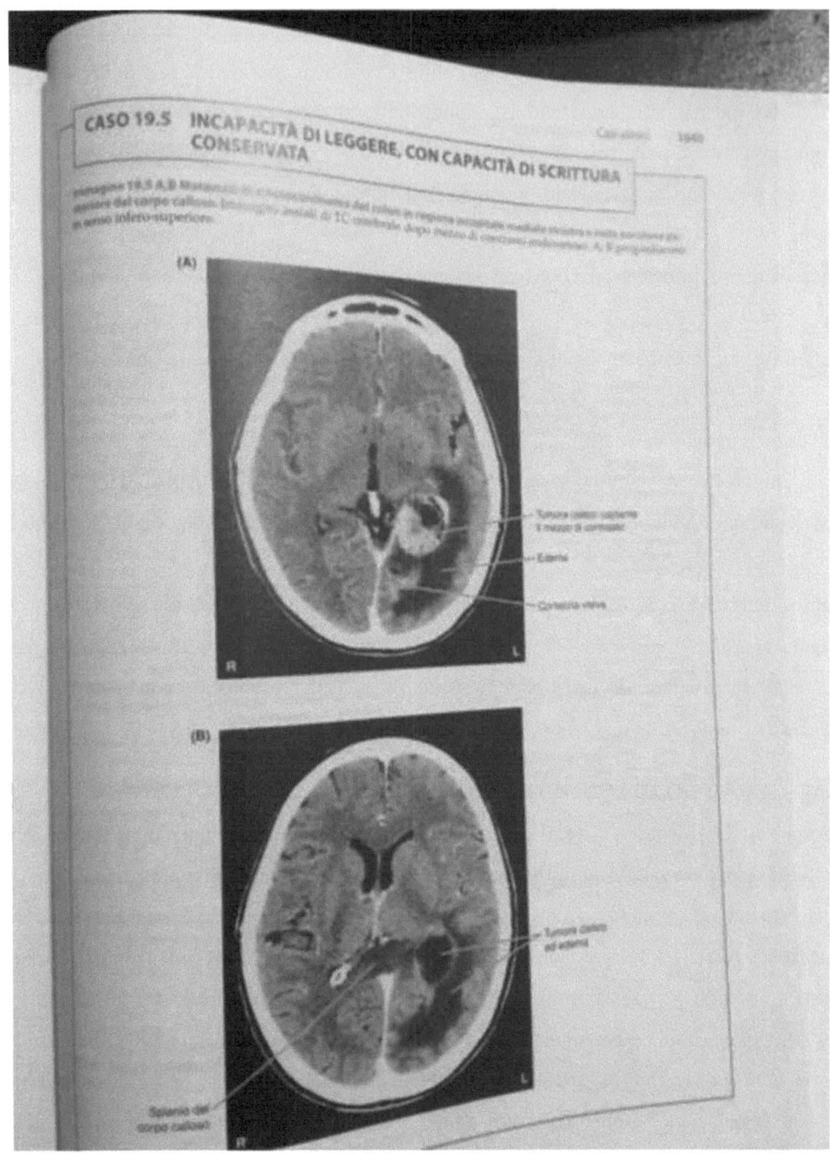

FIG. N.I (Adenocarcinoma metastático do cólon) Por Blumenfeld, Neuro-anatomia através de casos clínicos Editins Piccin Padova 2014.

VISÃO GERAL DO DIAGNÓSTICO DAS PERTURBAÇÕES DA ESCRITA

A agrafia ou a disgrafia são perturbações adquiridas da escrita. Estão necessariamente presentes, juntamente com as perturbações da leitura, nos doentes afásicos.

No entanto, as perturbações da escrita também podem ser observadas em pacientes não afásicos. Tal como os défices de leitura, o primeiro passo para compreender a disgrafia adquirida é dispor de um sistema de catalogação dos tipos de erros que podem ser observados. Em analogia com o distúrbio de leitura, para o diagnóstico da disgrafia adquirida, utiliza-se principalmente a escrita de provas de estímulos únicos, *tanto palavras como não palavras* (ou seja, neologismos, palavras sem sentido), a serem produzidas uma de cada vez, mas erros do mesmo tipo também podem ser encontrados na escrita de frases ou canções.

Também neste caso, no entanto, a análise de erros em tarefas de escrita não é suficiente para caraterizar o desempenho de um único paciente, sendo necessários testes complementares adicionais, que não requerem necessariamente a produção de uma resposta escrita, como se descreverá de seguida. Muitos dos tipos de erro que se podem observar na escrita sobrepõem-se aos identificados na leitura: *erros morfológicos e derivacionais, erros semânticos, substituição de palavras por functor, regularizações e lexicalizações.*

No entanto, no caso da agrafia, os erros *de regularização* da escrita não podem consistir numa atribuição errada do acento, como acontece nos défices de leitura. Numa língua ortograficamente transparente como o italiano, as poucas palavras irregulares na escrita são aquelas em que não é possível aplicar o *fonema-grafema. Por exemplo,* com base no seu som, a palavra "quota" poderia ser escrita "cuota", e a palavra "scuola" poderia ser escrita "squola"; este tipo de erro respeita, portanto, a sequência dos sons, mas com uma transcrição grafémica errada, e pode também ser definido como erro "fonologicamente plausível".

É claro que não se podem observar erros visuais na escrita, mas são possíveis três outros tipos de erros. Os erros grafémicos consistem na omissão, inversão, supressão ou substituição de um ou mais grafemas (por exemplo, cane-care, novembre-noverbe, ospedale-opisdale); em alguns casos, o erro grafémico não respeita a ortografia da língua e gera respostas ilegíveis (por exemplo, fratello-frtello, calza-czcala). No caso dos erros grafémicos, no entanto, as letras são escritas corretamente e são sempre legíveis, embora seja possível que alguns doentes produzam letras alteradas ou símbolos gráficos ilegíveis (erros de composição de letras). Outro erro possível é aquele em que os doentes confundem entre si diferentes versões do mesmo grafema, erros alográficos e incluem na mesma resposta letras maiúsculas e minúsculas, ou cursivas e maiúsculas (i.e. maRE, eStATe).

VISÃO GERAL DO DIAGNÓSTICO DAS PERTURBAÇÕES DA ESCRITA

Tal como na leitura, no passado, as perturbações da escrita distinguiam-se por perturbações cognitivas com elas relacionadas 1) agrafia afásica, observada no contexto de uma perturbação da linguagem mais complexa e frequentemente relacionada com lesões nas áreas da linguagem, lesões temporais parietais frontais esquerdas; 2) agrafia visual-espacial, relacionada com o défice de exploração visual por lesões temporais parietais; 3) agrafia motora, relacionada com perturbações mais gerais da execução dos movimentos, como durante a síndrome extrapiramidal; 4) agrafia relacionada com a alexia, relacionada com lesões parietais esquerdas 5) agrafia pura, não relacionada com outros défices cognitivos proeminentes, muito raramente descrita como resultado de lesões frontais ou parietais esquerdas; 6) agrafia apráxica, uma forma de agrafia pura com a incapacidade do doente para desenhar corretamente as letras, na ausência de outras perturbações apráxicas ou da organização motora.

Tal como no caso das perturbações da leitura, foi recentemente confirmada a abordagem cognitiva das perturbações da escrita, caracterizada por uma análise detalhada dos erros de escrita e do desempenho em tarefas complementares. Neste caso, é possível distinguir entre disgrafia periférica e central, consoante o desempenho em tarefas complementares de compilação oral de letras, ortografia ou composição de letras móveis.

Na *disgrafia periférica,* os doentes apresentam alterações na resposta escrita, mas têm um bom desempenho em tarefas de soletração ou de composição com letras móveis;

Eles sabem claramente como devem escrever o estímulo, mas têm uma perturbação na organização ou na realização dos movimentos gráficos. Foram identificadas diferentes formas de disgrafia periférica, que podem ser distinguidas entre si de acordo com o tipo de erro produzido pelos pacientes: trata-se geralmente de erros grafémicos ou, mais tipicamente, de erros alográficos ou de erros de composição de letras.

Os vários tipos de disgrafia periférica estão incluídos na agrafia pura ou na agrafia aprásica, de acordo com a classificação clínica.

Os erros de escrita sistematicamente encerrados na parte inicial (eminegligência esquerda) ou na parte final (eminegligência direita, muito rara) dos estímulos podem ser classificados como um tipo de disgrafia periférica, mesmo se os pacientes com eminegligência podem cometer os mesmos erros também na *ortografia.* Esta exceção à regra que identifica diferentes tipos de disgrafia periférica pretende sublinhar que, nestes doentes, os erros não surgem durante o processamento linguístico, mas são o resultado de uma perturbação da exploração espacial.

A regra geral para distinguir a disgrafia central da periférica implica que os pacientes com *disgrafia central* cometem o mesmo tipo e número de erros, independentemente da modalidade de produção da resposta (produção escrita, *soletração* oral ou composição de letras móveis). Nestes casos, é claro que a parte motora da escrita não cria qualquer perturbação particular em si mesma, enquanto a forma como a resposta é elaborada resulta num défice.

As disgrafias centrais incluem três síndromes paralelas às que podem estar presentes nas perturbações da leitura, para além de uma síndrome específica da escrita. Todos os tipos de disgrafia central estão geralmente associados a outras perturbações da linguagem em doentes com lesões parietais temporais do hemisfério esquerdo.

Disgrafia fonológica. Trata-se de um caso médico absolutamente paralelo à dislexia fonológica, caracterizado, portanto, por erros morfológicos e derivacionais, por substituição de functores gramaticais e por lexicalizações na escrita de não-palavras, como um défice grave.

Disgrafia profunda. Esta síndrome caracteriza-se pela presença de erros semânticos em tarefas de escrita e revela características paralelas às da dislexia profunda.

No entanto, para diagnosticar a presença específica de disgrafia profunda, é necessário prestar atenção ao facto de os erros semânticos serem produzidos tanto na tarefa de nomeação escrita de figuras como nas de ditado; a presença simultânea de erros semânticos em tarefas que requerem produção verbal (nomeação oral, leitura) sugere a presença de uma perturbação mais geral da memória semântica, não exclusiva da modalidade escrita.

Disgrafia lexical ou superficial. Caracteriza-se por erros de regularização e por um quadro paralelo de dislexia superficial. Esta síndrome nunca foi descrita

Em doentes italianos com lesões cerebrais focais, mas foram salientados erros "fonologicamente plausíveis" em alguns doentes com demência.

Disgrafia por défice de memória grafémica . Esta síndrome não tem paralelos entre as perturbações da leitura e identifica os pacientes que cometem apenas erros grafémicos com todos os tipos de estímulos e em todas as tarefas de escrita: escrita espontânea, ditado, cópia (para evidenciar os erros na cópia, é necessário retirar o estímulo para que o paciente não realize uma cópia servil: cópia diferida). Além disso, o mesmo número e tipo de erros são cometidos na ortografia oral ou na composição de letras móveis, o que, por definição, inclui os indivíduos entre os portadores de disgrafia central. Em todas as tarefas, portanto, os pacientes cometem erros grafémicos, tais como supressões, inserções, transposições e substituições de um ou mais grafemas, que violam as regras ortográficas normais, produzindo um número razoável de respostas ilegíveis (i.e., "tvloi" por "tavolo").

CAPÍTULO 3

CAPACIDADE DE COMPREENDER E DESEJAR SEGUNDO O MÉTODO GRAFOLÓGICO

A capacidade de compreensão não é fácil de definir. Trata-se de um processo amplo que não só permite a resolução de novos problemas, mas implica a capacidade de compreender a realidade e o que nos rodeia, compreender ideias, exprimir-se com uma linguagem adequada, raciocinar, aprender com a experiência, e a capacidade de se adaptar ao meio, de descobrir o que fazer a partir da lógica, da estratégia, do planeamento, bem como a capacidade de perseguir um objetivo, de fazer juízos de valor, de se autocriticar e de se autocorrigir. A inteligência envolve a simbolização e a imaginação, a atividade sensório-motora, a aprendizagem, a memória, as motivações, as defesas. A capacidade de querer implica escolher e realizar um comportamento adequado para atingir determinados objectivos. É uma atividade de um indivíduo consciente de si mesmo. Na execução do ato voluntário, os sentimentos anteriores de deliberação, de decisão e de resolução são substituídos pelos de esforço, de tensão e de atividade. De facto, o comportamento intencional está relacionado com o objetivo, com o propósito, com a natureza da tarefa. A vontade é a capacidade que nos permite utilizar todos os nossos recursos e possibilidades. É a última parte da nossa consciência que constitui a nossa biografia existencial; enquanto o processo intelectual nos permite tomar consciência, o processo emocional nos permite dar uma flexibilidade afectiva, um tom, uma atmosfera ao comportamento humano, permitindo também coordenar e integrar os diversos estímulos, o processo voluntário permite passar da escravidão à liberdade.

A vontade implica a entrada em ação dos centros superiores do comportamento. No entanto, não basta uma atividade dos neurónios motores do cérebro para que o ato seja desejado, mas é necessário que a ativação seja controlada pelo ego. Isto é claro porque a vontade, sendo um processo complexo, envolve muitas funções mentais. Se o cérebro não funcionar bem, não haverá uma vontade correcta. O conceito amplo de compreensão e vontade depende do desenvolvimento evolutivo do indivíduo e do contexto cultural em que se estruturam os sentidos de culpa (não há crime sem Lei diria J.Lacan), a compreensão do significado de alguns gestos, o sentido temporal das "consequências" e a aquisição do pensamento hipotético-dedutivo.

Durante o curso de estudo e, em particular, num levantamento da análise grafológica, algumas etapas são importantes:

1. A análise histórica da caligrafia (se o número de caligrafias a examinar o permitir) através do percurso de uma possível transição mesmo suave de um estado de equilíbrio para um estado de desorganização gráfica inicial.
2. Possível correlação entre grafologia e grafismo.
3. Quantificar as várias perturbações gráficas e a sua incidência e verificar os períodos clínicos de latência com o padrão gráfico. Isto deve-se ao facto de dever ser considerado também o defeito parcial do espírito. Este último tem-se, de acordo com o art. 89º do CP, quando a pessoa que cometeu o ato se encontrava, devido a doença, num estado de espírito tal que diminuía muito (mas não eliminava) a capacidade de entender e de querer.
4. Análise racional dos registos médicos.
5. Relação entre Neurociência e caminho gráfico. Atualmente, sofisticadas ferramentas de visualização

cerebral permitem conhecer a estrutura do cérebro no momento atual da pesquisa e medir a sua funcionalidade e verificar possíveis alterações cerebrais. Entre os exames lembramos: o estudo do EEG computorizado, que permite conhecer o mapa cerebral elétrico de algumas áreas cerebrais, TAC, RMN funcional, PET (Positron Emission Tomography), magnetoencefalografia (MEG), tomografia por emissão computorizada de fotão único (SPECT), bem como aquisições sobre a atividade neurotransmissora e neuromoduladora, até ao estudo da neurobiologia molecular.

Qualquer doença que afecte o cérebro pode estar em fase "florida" ou "inativa". Esta hipótese é válida a nível clínico, por vezes manifesta-se de forma flutuante. A nível grafológico, há sempre algo em algum contexto gráfico dominante que exprime o trauma sofrido... No entanto, o grafólogo médico deve ser muito cuidadoso. Ele analisa a escrita, ele deve estudar a escrita em relação às diversas patologias de que sofre o indivíduo que escreve. Pode acontecer que o indivíduo, no exame clínico objetivo do médico ou do especialista, ou na sequência de um check-up hospitalar ou de um internamento, seja considerado "saudável" para todos os efeitos ou com uma melhoria com sensor vigilante, orientado no tempo e no espaço, enquanto na escrita persiste algo de errado a vários níveis gráficos, como por exemplo ao nível da estrutura, do ritmo, etc. Isto significa simplesmente que o indivíduo na altura em que o guião foi escrito era incapaz de compreender e querer ou capaz de compreender e incapaz de querer ou tinha uma incapacidade parcial ou na altura em que o guião foi escrito tinha algum problema físico que alterou a escrita.

As sentenças do Supremo Tribunal são muito claras a este respeito. A incapacidade de entender e querer pode envolver toda a vida de um indivíduo, desde a infância até à idade adulta e mais a senilidade. Lembro que a disposição de última vontade é válida se o testador for capaz de testar. O art. 591 do Código Civil italiano refere a incapacidade de testar:

1) *As pessoas que não atingiram a maioridade;*
2) *Os interditos por doença mental;*
3) *Aqueles que, embora não interditos, parecem ter sido, por qualquer causa, mesmo que transitória, incapazes de entender e querer no momento em que fizeram o testamento.*

CAPÍTULO 4

GESTO GRÁFICO E CÉREBRO: ALEXANDER ROMANOVIC LURIJA

Desde 1924, Moretti escreveu: "A caligrafia estendida do (assumida pelo) braço e pela mão é adequada para representar as funções psicomotoras e psico-intelectuais do cérebro... por isso creio que a caligrafia com a caneta é válida para representar as funções mais matizadas do cérebro "2.

Nos anos sessenta, A.R.Lurija escreveu que "o processo gráfico é tão complexo e envolve componentes tão diferentes que temos de abandonar a hipótese de uma *"localização"* numa área específica do córtex cerebral e supor que a realização

de tal processo deve ser assegurado pelos complexos sistemas funcionais interdependentes das várias áreas cerebrais, ou seja, pela cooperação de uma série de factores corticais, cada um dos quais tem a sua própria função e assegura uma ou outra condição que seria necessária para a realização do processo gráfico "[3] .

Muitos académicos estudaram a interpretação do percurso gráfico em termos de perfil neurofisiológico-psicológico, entre os quais Maurice Periot, Rudolf Pophal, Bernhard Wittlich, Horst Fiebrand, Elga Wessely-Bogner.

As investigações neurocientíficas evidenciam, através de técnicas de imagem, que muitas áreas são afectadas pela escrita. A escrita é um movimento, uma projeção de uma atividade integrada cognitiva, emocional e instintiva, que se exprime através da coordenação entre muitos centros, da associação entre múltiplas áreas, do equilíbrio entre múltiplos sistemas, da síntese entre aparelhos de uma atividade.

A escrita a nível técnico deve ser analisada tendo em conta: a dominância gráfica do contexto, as principais categorias sígnicas, os elementos subestruturais, o ambiente paragráfico, as características extragráficas, o material químico e físico do papel e da tinta.

A sentença gráfica, antes de ser analisada uma de cada vez, deve ser precedida de uma observação preliminar da escrita através de uma análise relacionada com a história do indivíduo que escreve. O grafólogo médico trabalha em sintonia com o percurso existencial do sujeito, eventualmente com o clínico geral ou com um médico hospitalar ou especialista, na interpretação possível e no conhecimento mais profundo do percurso clínico que inclui:

-a história evolutiva do escritor (anamnese familiar e genética, anamnese fisiológica, infância e adolescência, factores predisponentes, condicionantes e traumáticos para um problema específico, anamnese patológica remota e futura.

- Todos os internamentos hospitalares com análise e leitura dos registos médicos.
- Exames de sangue e instrumentais (sangue-TAC-RMN-PET, etc.)
- saúde e mal-estar: doença dominante e outras patologias relacionadas. Ciclos de vida (infância, adolescência, idade adulta, senilidade, filhos, separações). Imprinting e traumatismos.
- os medicamentos tomados no passado e os medicamentos tomados durante a redação do guião.
- genealogia e ascendência direta e colateral com problemas e situações particulares de predisposições

---

[3] G.Moretti, *La psicologia della scrittura,* Cappelli,Bologna 1924,pp.l3 e 15.[3] A.R.Lurija, *Neuropsicologia del linguaggio grafico,* Messaggero,Padova 1984,pp.7 e 21.

genéticas.

Nesta primeira fase da investigação, já é possível uma primeira comparação entre o texto escrito e as patologias sofridas ou a simples involução senil do grafismo relacionada com a idade do sujeito. Do exame espera-se uma certa coerência entre a escrita e o estado clínico do sujeito que escreve no momento da edição da marca gráfica. A caligrafia deve ter alguma credibilidade documental. Se o sujeito estava em estado depressivo grave e estava a tomar medicamentos e, quando comparado, tem uma caligrafia suave, fluida, segura, sem hesitações e distorções, significa que algo está errado. Caso contrário, uma caligrafia com desestabilização e tremores tem de ter uma causa, uma resposta clínica aceitável. Se não a tiver, deve também pensar num possível falsificador. Logicamente, em casos não patológicos, é preciso observar sempre os casos de artifício numa caligrafia que aparece bem ordenada, definida, lenta, um pouco rígida, com alguns retoques e pequenas variações. Deve prestar-se especial atenção a eventuais supressões, à supressão de um nome, à substituição de um adjetivo ou de um verbo, a correcções, a interpolações e a alterações de tinta. Em alguns casos, um testamento ou outro escrito pode ser editado em dois momentos diferentes (segundas intenções, pausas para descanso e outros factores). Um primeiro momento em que o sujeito escrevente estava mais calmo e menos stressado e utilizou um tipo de caneta e um outro momento em que estava sob stress farmacológico e sob outra patologia e, por isso, utilizou uma caneta diferente e, muito provavelmente, os dois momentos darão um percurso diferente. Uma caligrafia que está a ser investigada com referência à incapacidade de compreender e querer, parte geralmente do pressuposto de que se trata de uma caligrafia autógrafa, mas é uma caligrafia que tem características (desorganizada, desestruturada, irregular, não homogénea, tremores particulares) que levantam a questão e a dúvida. Não se deve confundir uma palavra escrita à mão com cuidado, exatidão e limpeza com um artifício gráfico, como também não se deve confundir uma escrita desestruturada e tremeluzente como a caligrafia de uma pessoa incapaz de compreender e querer. Para evitar chegar a conclusões fáceis e sem sentido, deve ser estudado profundamente o percurso existencial e clínico do sujeito que escreve e verificar cuidadosamente a caligrafia quando esta tiver sido traçada. Uma caligrafia de um sujeito impulsivo e, portanto, animado e agitado, pode transformar-se numa caligrafia cortical se for traçada em momentos específicos em que a atenção e a concentração são preponderantes face ao conteúdo da escrita, à importância do ato, ao objetivo a atingir e a perseguir... Uma caligrafia desenhada numa situação de sépsis (astenia, fraqueza, dores musculares, febre) pode ser confundida com uma caligrafia escrita por um sujeito que sofre de doença mental. Uma caligrafia desenhada por um sujeito cerebral pré-AVC é diferente de uma caligrafia do mesmo sujeito mas cerebral pós-AVC. Em muitos distúrbios de vasculopatias cerebrais, mas também de doenças cardíacas combinadas com doenças pulmonares obstrutivas crónicas (DPOC), patologias frequentes hoje em dia nos idosos, algumas escritas aparecem desestruturadas e mal organizadas (astenia, dispneia, adinamia como efeito colateral de medicamentos), ou flutuantes no ritmo (por vezes fluido e preciso, por vezes estático e inseguro). Uma terapia farmacológica para a doença de Parkinson pode resolver o tremor e pode dar origem a problemas de ritmo e energia com alteração da ligação entre forma-movimento e pressão-movimento.

CAPÍTULO 5

GESTO GRÁFICO E CÉREBRO : RUDOLF POPHAL

Médico e psiquiatra, neurologista e psicólogo, professor na Universidade de Hamburgo, Rudolf Pophal recolhe o património fecundo da escola neurológica alemã, que propõe como chave interpretativa do gesto gráfico. Trata-se de uma formulação em certos aspectos semelhante à de Periot para a ligação afirmada entre o gesto gráfico e os tipos neurológicos, mas mais profunda, inovadora e erudita. Descendente de um pastor luterano da Pomerânia, nasceu a 5 de setembro de 1893. Estuda medicina em Marburgo, alistando-se na cavalaria como voluntário. Formado em 1918, foi assistente na Universidade Psiquiátrica de Greifswald e especializou-se em neurologia em 1925. Estagiário de Klages, estudou a doutrina caracterológica e grafológica e, em 1945, obteve a cátedra de grafologia em Hamburgo. Morreu com setenta e três anos de idade, a 17 de julho de 1966, deixando um vasto conjunto de obras e artigos referentes a temas médicos e grafológicos. Talvez a obra mais interessante seja *Die Handschrift als Gehirnschrift,* Greifenverlag, Rudolstat 1949, que dedicou à sua esposa Maia, sua assistente. Trata-se de uma obra exigente e complexa pela doutrina e erudição, que fornece as bases filosóficas e antropológicas do verdadeiro perfil grafológico e neuropsicológico e de toda a obra.

Com base em Prey er, o Autor reafirma a tese da escrita como produto do cérebro, donde a impossibilidade de desconsiderar a neurofisiologia, numa perspetiva filogenética e ontogenética. Independentemente da descrição pormenorizada anátomo-funcional, parece importante destacar aqui a conceção particular no que respeita às estruturas básicas do sistema nervoso relacionadas com o movimento gráfico. Ele parte de uma conceção filogenética comparativa, observando a analogia genética entre o processo cerebral dos vertebrados em geral e do homem em particular. Em primeiro lugar, é de interesse o *paleoncefalo* ou cérebro arcaico colocado na base do *neoencefalo* ou cérebro recente (córtex e cerebelo). O Autor distingue entre a *raiz encefálica e o córtex cerebral,* este último pelas ligações com o trajeto piramidal, aquele como área subcortical que inclui os gânglios basais (pálidos e estriados), o tálamo, o hipotálamo, a hipófise, o núcleo vermelho, *a* substância negra, *a medula estendida.*

As fibras motoras corticais criam *o* sistema *piramidal* ou voluntário (via espinal cortical), o sistema *extrapiramidal* involuntário subcortical (via rubrospinal), ambos atingindo o corno anterior da medula espinal e depois as placas motoras. O paleoncefalo recebe os estímulos e responde a eles, presidindo em particular a todas as percepções sensoriais e combinações motoras, como correr, nadar, voar, trepar.

Por conseguinte, dizem respeito :

1) Todos os sentimentos animais;
2) Todos os movimentos;
3) A alimentação;
4) A reprodução:
5) Os reflexos;
6) Os instintos.

Voltando à raiz do cérebro, trata-se nomeadamente dos núcleos do *striatum* e do *pallidus.*

Voltando à raiz do cérebro, trata-se nomeadamente dos núcleos do *striatum* e do *pallidus.*

Ao sistema funcional de Pallido pertence também o *Corpo de Luys,* que com os corpos *mamilares* constitui o *hipotálamo,* o centro da vida vegetativa. O tálamo é considerado um retransmissor cenestésico que dá consciência aos estímulos sensoriais, transmitindo-os ao *córtex* (exceto estímulos visuais e auditivos), enviando ao *cerebelo* os relativos à sensibilidade profunda (perceção da posição e da força), bem como as ligações ao striatum e ao pallido. Esta função mediadora de retransmissão sensorial com referência ao tálamo é fundamental para compreender o valor expressivo do gesto. Os centros motores subcorticais são, de facto, subtraídos ao controlo direto do córtex voluntário, que só pode ser utilizado com a mediação do tálamo, cuja tonalidade afectiva se imprime no gesto que se torna expressivo.

A experimentação levou à conclusão de que o desenvolvimento ontogenético se processa através de diferentes níveis, desde o mais baixo e indiferenciado até ao mais elevado e avançado.

Neste contexto, falamos de "cerebração tardia" para significar que os movimentos extrapiramidais, como os ascendentes na escala zoológica, entram em dominância cortical. A Signoria (Autoridade) do córtex torna-se tão poderosa que decide não só o movimento mas também inibi-lo, quando é necessário, para controlar as mesmas expressões afetivo-instintivas. Esta Signoria (Autoridade) exerce-se segundo uma hierarquia funcional, isto é, do mais alto para o mais baixo, do córtex, ao striatum e ao pallido, que representam portanto unidades funcionais estratificadas de todo o aparelho motor. Deste conceito resulta que, faltando o controlo do corpo superior, obtém-se a força do inferior, até à possível anarquia. Especialmente se o striatum não controla o pallido, este prevalece com as suas modalidades hipercinéticas primitivas. Por outro lado, se o estriado o controla demasiado, o pálido é aniquilado e dominam então as modalidades hipocinéticas do estriado. Só um controlo adequado do estriado permite uma expressão adequada; assim, a expressão do sorriso é o resultado de uma modulação pelo estriado, que deixa emergir apenas a modalidade do sorriso, inibindo todas as outras, que de outra forma se transformariam em movimentos de massa.

ESCRITA DE TRÊS CÉREBROS

Uma escrita "saudável" é, portanto, sempre modulada de acordo com um ritmo, uma tendência, uma forma que não excede. É uma escrita auto-mediadora. Isto não pode acontecer sempre e então temos uma escrita com dominante racional (Neocórtex ou Neopálio constituído pelos hemisférios cerebrais), com dominante emocional (Paleocórtex ou Paleopálio: constituído pelo circuito límbico), com dominante instintiva (Arqueocórtex ou Arquipálio constituído pelo cerebelo, tronco encefálico, bolbo raquidiano). O neocórtex actua com função racional na organização e estruturação da escrita, o paleocórtex nos movimentos emocionais e o Arqueocórtex no ritmo.

Uma pessoa em equilíbrio dinâmico apresenta uma integração das funções superiores típicas do cérebro humano, funções que emergem da interação de áreas cerebrais mesmo muito distantes umas das outras, cujos limites morfológicos permanecem muito matizados entre si. Numa experiência elegante, a equipa de Giulio Tononi (Breakdown of Cortical Effective Connectivity During Sleep in Science, v.309, p.2228,2005) provou que, do sono à vigília, a superfície cortical activada por um estímulo magnético aumenta progressivamente. A consciência que temos de nós próprios e do mundo exterior está, portanto, em contacto estreito com a possibilidade de ligar mais zonas do córtex cerebral. Uma demonstração particularmente interessante da importância das conexões neuronais é relatada num artigo de Thomas R. Insel, em *Circuiti cerebrali difettosi,* em Le Scienze, junho de 2010, p.46.

O autor ilustra vários exemplos de doenças mentais para explicar que as causas não se encontram na disfunção de estruturas nervosas individuais mas nas interrupções das redes que ligam as estruturas. Estes e outros dados experimentais reforçam a ideia de que uma teoria sobre o cérebro não pode ignorar as relações funcionais entre as partes. A teoria dos três cérebros é baseada na teoria do neurologista americano Paul McLean (1973 e 1975). Apesar dos limites do seu modelo, há que reconhecer o valor de McLean por ser um dos primeiros a tentar concentrar numa única teoria os aspectos filogenéticos, fisiológicos e comportamentais da função cerebral. O seu modelo de cérebro, no entanto, não preencheu um vazio teórico que ainda existe e cada vez mais é necessário preencher. A formulação de uma teoria geral que inclua a filogénese e os processos de integração relacionados com a informação nervosa, seria muito útil para orientar a experimentação e a interpretação dos resultados. Uma oportunidade importante para enfrentar este desafio é oferecida aos neurocientistas por novos tipos de estudo. As técnicas de neuroimagem e de estimulação cerebral, a engenharia genética e as abordagens computacionais modernas permitem-nos ligar, como nunca antes aconteceu, os pormenores celulares e moleculares da função neuronal aos comportamentos e às funções superiores do sistema nervoso. O gesto gráfico é um movimento, uma unidade psicossomática que contribui como "imagem estrutural" para dar um contributo para os vários comportamentos do sistema nervoso (racionais, emocionais e instintivos). Não por acaso O arquipálio (o cérebro dos répteis) é constituído pelo cerebelo e pelo bolbo.

Come scatta la reazione

Le vie corticali e sottocorticali del cervello possono determinare una reazione di paura quando incontriamo, per esempio, un oggetto che assomiglia a serpente. In un primo tempo gli stimoli visivi sono elaborati dal talamo, che trasmette all'amigdala (*in rosso*) un'informazione grezza, quasi ancestrale. Questa rapida trasmissione consente al cervello di rispondere al possibile pericolo (*in verde*). Nel frattempo anche la corteccia visiva riceve segnali dal talamo; elaborandoli in modo più raffinato e con più tempo, stabilisce che sul sentiero c'è effettivamente un serpente (*in blu*). Questa informazione viene trasmessa all'amigdala causando tachicardia e un aumento della pressione sanguigna, oltre a una contrazione dei muscoli. Se invece la corteccia riconosce che l'oggetto non è un serpente, il messaggio diretto all'amigdala reprime la risposta di paura.

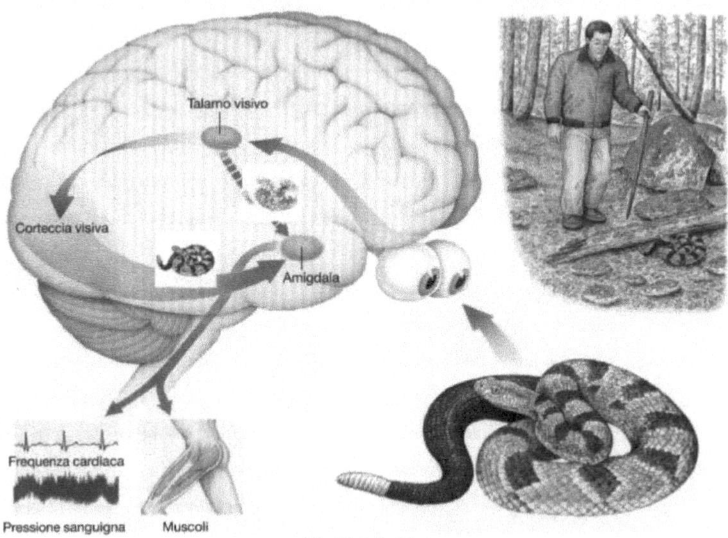

Fig.N.2 de Netter

Caligrafia cortical (neo-córtex: córtex cerebral)

No plano teórico, a caligrafia cortical caracteriza-se por um distanciamento específico das coisas sem um envolvimento acentuado com uma discreta liberdade de vontade e de pensamento, individualismo, auto-conhecimento, sentido de autoestima, auto-domínio, ética, sobriedade, razoabilidade, consciência, vigilância, engenho, incentivo à independência, auto-afirmação, boa memória. Os indivíduos que têm uma caligrafia cortical orientam-se para uma atitude racional e, consequentemente, mostram alguma segurança na expressão dos seus sentimentos. Se o tamanho das letras for pequeno, estamos perante indivíduos sinceros e prudentes, dotados de uma coragem moral que os ajuda a ultrapassar os obstáculos. Se as letras forem grandes, estamos perante sentenciosos que têm um "Aut aut" no julgamento (bom ou mau, bem ou mal). A caligrafia direita exprime autocontrolo, firmeza e solidez).

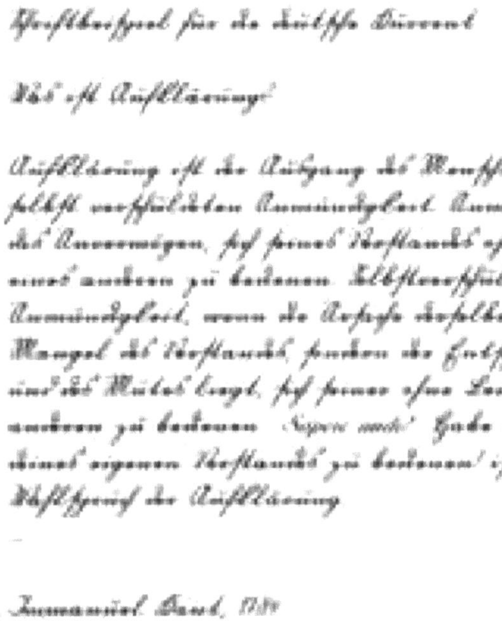

Fig.N.3 Graça cortical (racional): E. Kant

A caligrafia emocional (paleo-córtex: estrutura e circuito límbico)

Caracteriza-se pelo estado mental do sujeito que escreve, dependendo da sua forma de reagir a situações externas e internas. A escrita é condicionada por diferentes emoções como a alegria, o prazer, a tristeza, o medo, a raiva, a vergonha, etc. A escrita "emocional" representa um indivíduo que reage de acordo com as emoções que experimenta nesse momento, sem pensar e raciocinar sobre as consequências, mas empurrado pelas emoções.

Em alguns casos, exprime a personalidade emocional crónica (que pode oscilar entre a ansiedade e a depressão ou entre o otimismo e o pessimismo, entre a excitação e a inibição). O gesto gráfico exprime-se com inquietação motora e inquietação do traçado. Pode apresentar irregularidades, descoordenação, oscilação, consistência do traçado, linha oscilante. O movimento gestual pode ser mais centrífugo do que centrípeto (traços finais longos), ou as marcas acessórias (pontos no i, cortes da letra "t") ou sinais diacríticos (hífen, apóstrofo, vírgula, acento, etc.).Significado para Diacrítico sinal gráfico que, sobreposto, submetido, prefigurado ou posposto aos sinais gráficos habituais, como as letras do alfabeto, lhes dá um significado especial; o sinal diacrítico pode pertencer à ortografia ordinária de uma língua (por exemplo, em francês sob "c", em turco sob "c" e sob "s": ("9", s).

Em resumo, a escrita emocional caracteriza-se por uma hipercinesia frequentemente associada a uma hipotonia (tensão fraca e insuficiente com tubos direitos côncavos na grafologia morettiana) que conduz a um desequilíbrio desarmónico das diferentes categorias de signos (direção, tamanho, espaço, forma, pressão e movimento).

Neste tipo de caligrafia emocional incluem-se as de Leonarda Cianciulli e de Gabriele d'Annunzio).

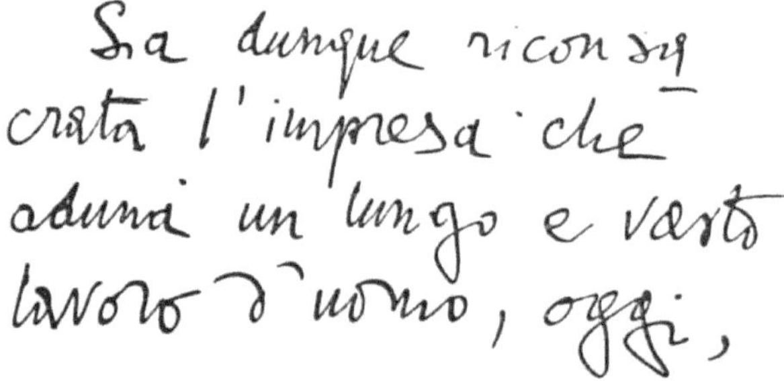

Fig. N.4 - Caligrafia límbica (emocional): G.d' Annunzio

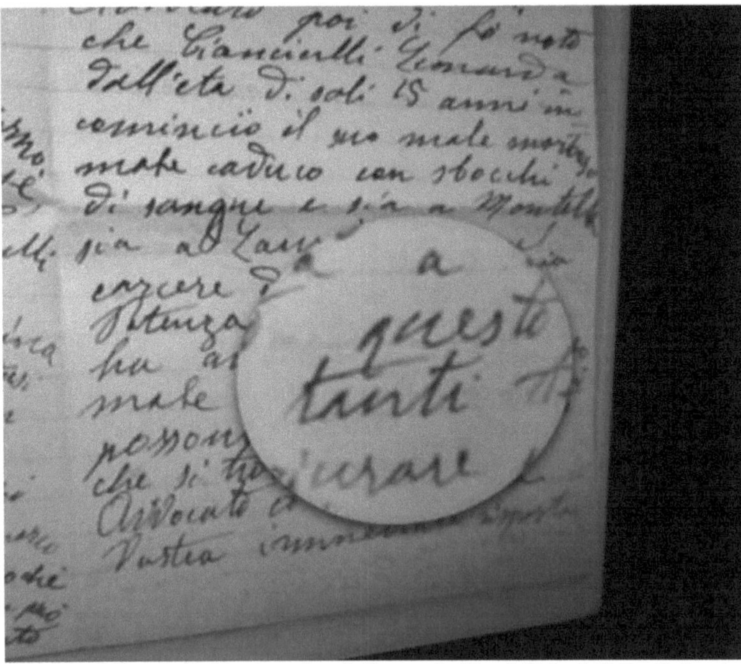

Fig.N.5- Caligrafia límbica (emocional): Leonarda Cianciulli (serial killer italiana).

A caligrafia reptiliana (arqueo-córtex: tronco cerebral - cerebelo e vários circuitos primitivos)

O instinto é um ato ou um comportamento posto em prática por um animal ou uma pessoa automaticamente, sem ter consciência disso, devido a uma força interna do corpo. Cada indivíduo é dotado de uma complexidade de comportamentos que depende da sua herança genética e que é levado a executar automaticamente: o indivíduo executa assim acções esquemáticas - por exemplo, o ataque ou a fuga - sem poder ou dever escolher o que fazer em circunstâncias específicas. A caligrafia instintiva é muito diversificada: pode ser uma caligrafia conservadora muito rígida em que todas as letras são mutuamente paralelas e rígidas.

A atividade mental baseia-se na identificação de padrões e categorias que são rigidamente fixados e dos quais é difícil afastar-se. O sujeito é metódico e não tem em conta as necessidades dos outros. Noutros casos, o gesto gráfico é lento (hipocinesia) e o tom do traçado é elevado (hipertonia). Há casos em que o movimento é fluido e atado, mas é centrípeto. Pode haver um traçado muito nítido e marcado, com um aumento da zona inferior.

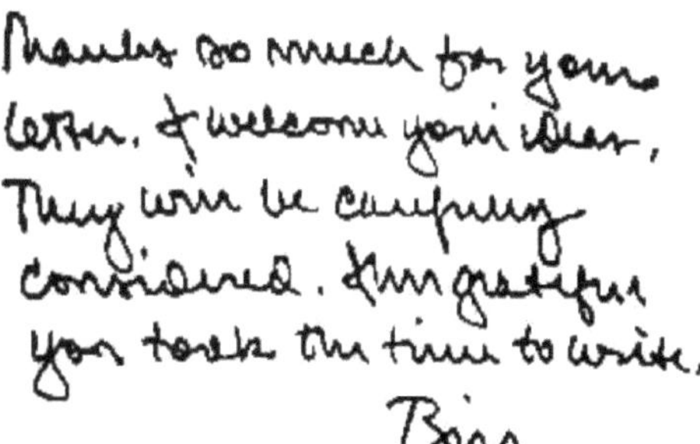

Thanks so much for your letter. I welcome your ideas. They will be carefully considered. I'm grateful you took the time to write.
Bill

Fig.n. 6- Caligrafia reptiliana (instintiva): Bill Clinton

Na história individual, embora exista a razão, como parte importante na estratégia de comportamento, muitas vezes são as paixões que impulsionam a moralidade (moral). Oriana Fallaci na "Força da Razão" escreveu que "para viver é preciso paixão".

Na geometria dos instintos, os estudos também de grandes autores como filósofos, juristas e moralistas sempre destacaram a contradição e a dualidade entre instinto e razão. O instinto dá uma qualidade selvagem desconhecida que é travada por uma exigência ordenadora que é a razão. De facto, é o equilíbrio entre estas três dimensões, entre razão, emoção e instinto, que faz a grandeza do ser humano e o torna plenamente capaz de compreender e de querer. Uma caligrafia "instintiva e reptiliana" pressupõe um domínio do ego conservador e arcaico. Uma caligrafia muito emocional (sistema límbico) implica um domínio apaixonado onde o sentimento reina supremo. Ernest Hemingway disse: "É moral o que nos faz sentir bem depois de o termos feito, e imoral o que nos faz sentir mal". "Uma caligrafia totalmente cortical (neocórtex) pode conduzir a diferentes manias, formas obsessivas, preconceitos, estereótipos e desvios de julgamento, rigidez e formas coercivas, tanto nas ideias como nos pensamentos A lógica é a anatomia do pensamento, diziam John Locke e Cartesio "Cogito ergo sum" (Penso, logo existo).

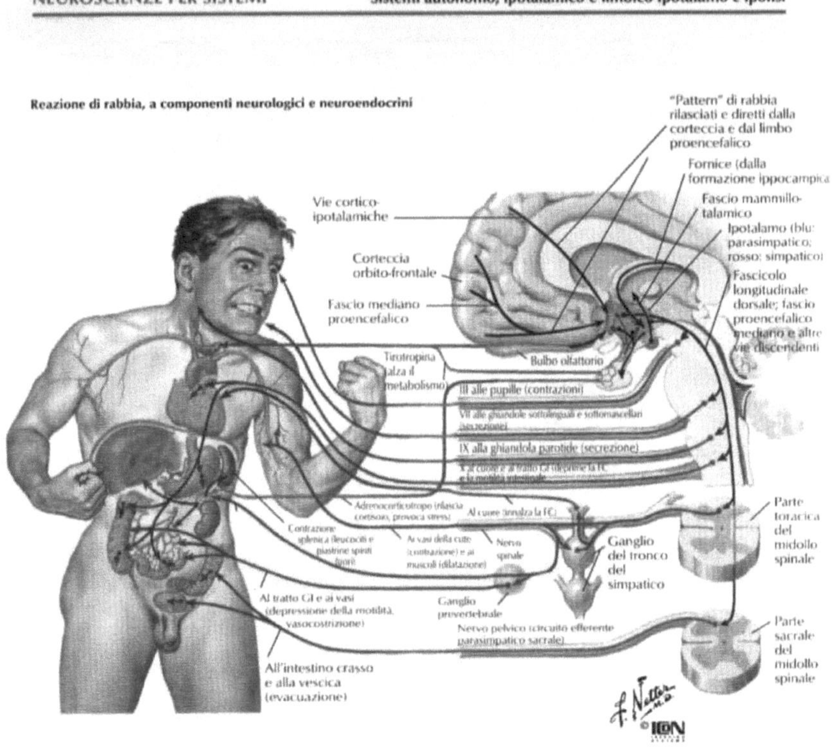

FIGURA III.73: RUOLO NEURALE E NEUROENDOCRINO NELLA RISPOSTA DI LOTTA-O-FUGA

Fig.n. 7 (de Netter)

As perturbações que podem ocorrer devido à falta de equilíbrio que, além disso, gera stress, são tanto psicossomáticas como somatopsíquicas. O stress, quando é crónico, actua provocando perturbações do pensamento. Assim se pode explicar como uma doença cerebral actua a nível cognitivo de forma direta, alterando a estrutura e o tecido glial, como na doença de Alzheimer ou na doença de Pick ou na demência vascular, ou de forma indireta, como pode ocorrer numa artropatia crónica ou em indivíduos traumatizados que são obrigados a permanecer longos períodos inactivos e inactivos ou ainda em muitas doenças inflamatórias e degenerativas de órgãos distantes dos da atividade e do pensamento.

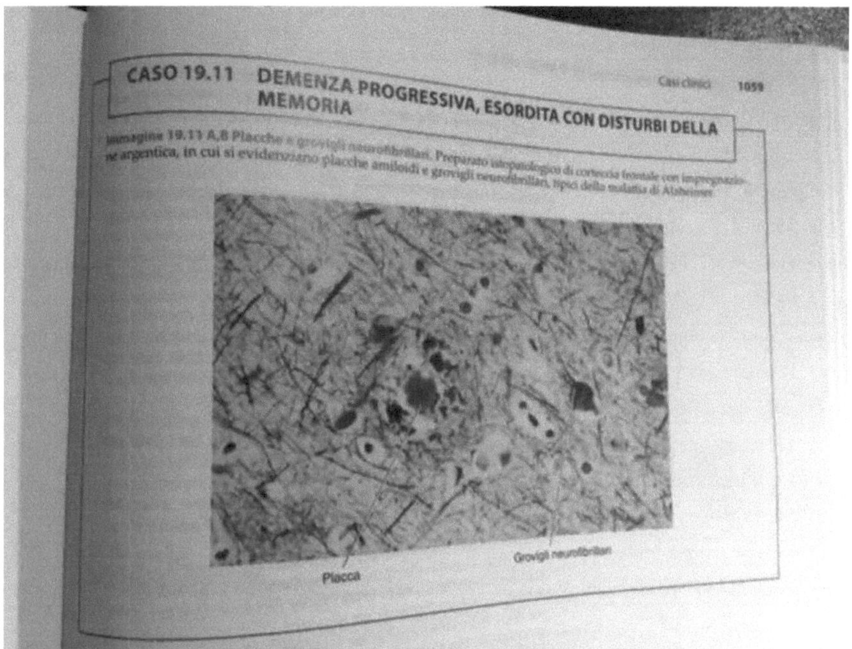

Fig.N.8- Demência progressiva com presença de placas e emaranhados neurofibrilares (Alzheimer) (Por Blumenfeld, Neuroanatomia através de casos clínicos, Edições Piccin, Padova 2014.

Teoricamente, o corpo e a mente estão em equilíbrio se houver um equilíbrio na escrita entre a parte racional, emocional e instintiva a nível geral e se houver um equilíbrio entre o sistema nervoso autónomo simpático e parassimpático. A clínica médica ensina que um distúrbio também periférico como ósseo, muscular, mucoso, circulatório, etc. pode determinar uma descompensação metabólica e esta descompensação resulta em stress com reacções de compensação. O mesmo acontece com os problemas psíquicos de longa duração que envolvem emoções, sensibilidade, sentimentos de culpa e falta de auto-aceitação

A doença física e mental é sempre um conflito que provoca um estado de tensão que, por sua vez, cria desânimo e frustração com reacções que podem ser amplificadas em todo o organismo. Se a situação for crónica, a perturbação cognitiva fará a sua aparição e a escrita registá-la-á de forma inequívoca, apesar de estarmos em presença de uma dupla personalidade ou de uma personalidade cujos mecanismos de defesa estão muito desenvolvidos. A escrita pode registar apatia ou confusão mental inversa, ou agressividade ou ansiedade, com caligrafia escassa, hesitante, e falta de complementaridade entre os vários sinais

A caligrafia de uma pessoa sob stress que não está bem equilibrada, que sofre de inadaptação, que não tem uma resposta adequada aos diferentes acontecimentos (stressor) que encontra ao longo do seu percurso existencial e nos ciclos da vida, perdas e desilusões, mudanças, separações, traumas, deve-se a um desequilíbrio tanto entre o sistema autónomo (simpático e parassimpático) como o sistema endocrinológico e imunológico.

As características são as seguintes:

1) Desarrumado
2) Presença de tremores e retoques
3) Tenso e espasmódico
4) As letras sem linhas superiores e inferiores alargadas podem ser mais pequenas, mais angulosas.
5) falta de homogeneidade na variabilidade da pressão e da inclinação.
6) Linhas irregulares na caligrafia
7) Modificações da complementaridade de alguns sinaiscrónicos.

Quando o sujeito está cansado e fatigado, neste caso podem aparecer sinais de anemia e adinamia devido ao cansaço crónico.

Nestes casos, existe uma caligrafia com:

1) Pressão ligeira
2) Algumas dificuldades estruturais de forma e de espaço.
3) linha que desce e flutua (sobe-desce)
4) Corte mais curto e mais fino do "t"
5) Mais curvo e angular
6) Relação entre forma e movimento, entre espaço e forma, nem sempre em equilíbrio.
7) Possibilidade de tremor (especialmente em caso de hipertermia ou hipotermia ou Hipotensão e hipertensão.

CAPÍTULO 6

INDICADORES GRÁFICOS MAIORES, MENORES E COMPLEMENTARES RELATIVOS À CAPACIDADE DE COMPREENDER E QUERER

Os indicadores gráficos são um conjunto sintético e representativo de uma determinada área concetual a estudar com um significado relacionado com uma função referida... Cada signo tem a sua importância. Para descrever a personalidade de um indivíduo, existem mais de 300 signos que podem desenvolver milhares de combinações. Para evitar a dispersão e a confusão e para chegar a soluções concretas em relação a algumas áreas, existem indicadores probatórios que, com uma frequência superior à média, envolvem uma área de interesse. Neste estudo e investigação, há duas áreas a avaliar: a área cognitiva e a área volitiva, ambas representadas por múltiplas categorias de sinais. O índice representa uma síntese combinatória de uma função dentro de uma área que permite um acesso rápido às características positivas e negativas dessa área, tornando-se um parâmetro de um sistema a ser avaliado. Na perícia grafológica, o índice gráfico é o resultado da análise efectuada sobre a pista tanto no sentido temporal (percurso histórico de uma pista: o antes e o depois) como num período coevo (comparação gráfica no mesmo período temporal com alguma deslocação de alguns meses, no máximo de um ano), resultado que se destina a avaliar a vitalidade de uma área funcional (capacidade de compreender e querer) expressa por algumas características do gesto gráfico.

Em medicina, para o diagnóstico de uma determinada doença, há diferentes grupos de sintomas a ter em consideração. Na doença reumática, por exemplo, as manifestações clínicas representam critérios de diagnóstico que se dividem em maiores e menores.

Critérios principais

1) Cardite: inflamação do coração
2) Artrite de várias articulações
3) Coréia: movimentos involuntários (tremores) do rosto e das mãos.
4) Nódulos subcutâneos: pequenos inchaços dolorosos sob a pele perto das articulações.
5) Eritema marginatum: manchas de cor salmão no corpo e nos membros

Critérios menores

1) Febre
2) Artralgias: são dores nas articulações que têm um aspeto normal.
3) Episódio anterior de MR
4) Alteração do eletrocardiograma
5) A partir dos resultados das análises sanguíneas, verifica-se um aumento dos índices inflamatórios, como a VES (velocidade de sedimentação dos eritrócitos) e a PCR (proteína C reactiva)
6) Sinais de infeção estreptocócica anterior: zaragatoa faríngea positiva para estreptococos ou TAS (título de antiestreptolisina) elevado (só tem valor se a comparação com dados anteriores ou posteriores mostrar que o título está a aumentar ou a diminuir, ou seja, que está a "mover-se" como aconteceu recentemente com uma infeção estreptocócica.

O diagnóstico da doença reumática é efectuado quando existem 2 dos critérios principais ou 1 principal e 2 secundários. Este tipo de procedimento é comum no diagnóstico de doenças médicas e mentais por várias razões:

1. Todas as doenças graves são complexas e não existe uma matemática perfeita da apresentação simultânea dos sintomas (por factores constitucionais, resposta imunitária individual, reação pessoal psiconeuroendócrina típica, terapia farmacológica simultânea, etc.).
2. Nas fases iniciais, pode haver menos sintomas (pode aparecer um sintoma principal e dois secundários).
3. Os sintomas dependem da progressão evolutiva ou do agravamento da patologia em causa.

Com as mesmas considerações, procedemos à avaliação grafológica da capacidade de compreender e de querer.

Pode também acontecer que, na presença de um diagnóstico médico de demência senil ou de involução senil com atrofia cerebral demonstrada pela TAC, a caligrafia do sujeito com demência se apresente desestruturada na forma com letras irregulares, falta de clareza, caligrafia rifada diferente, mas discretamente organizada (mantém uma direção suficiente, pode organizar os bordos nas margens), o que, a nível grafológico, significa que existe demência, mas que esta se encontra numa fase inicial ou intermédia.) O sujeito em situação de menor stress pode ter consciência da realidade e algumas percepções mnésticas são ainda preservadas.

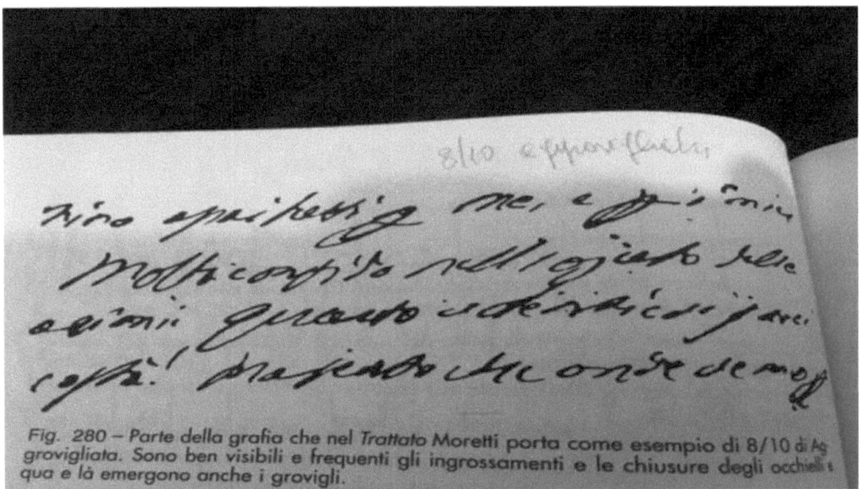

Fig. N.9- Parte da caligrafia que no Tratado Moretti cita como exemplo de 8/10 como TANGLED (Aggrovigliata).

"Emaranhado" é um dos sinais da descrição do comportamento mental e social que Moretti explicou há mais tempo..: "*É um sinal semipatológico - escreve ele - porque participa juntamente com o significado de "Emaranhado" da 2ª via ... Significa, no que se refere à inteligência, o agrupamento de fantasias, imagens, conceitos. No que diz respeito à vontade, significa um emaranhado de sentimentos, emoções, choque de ódio e amor, desejos e aspirações. Em consequência, a pessoa afetada tem uma acumulação compulsiva de empurrões para se apresentar, ir para a primeira fila, fazer barulho, fazer exigências e tácticas de intimidação que, no* entanto, *cede se encontrar resistência relevante... O sujeito pode então cair numa espécie de desespero... A mente daquele que tem a caligrafia emaranhada, mesmo apta para conceitos originais, tende a ter pensamentos não distintos mas emaranhados, nebulosos, pelo que tende a mover-se em direção à verdade -1 diria tateando e depois tende a chegar a conclusões mais amplas do que as "premissas".*

Moretti apresenta Aggrovigliata (emaranhado) como fazendo parte de Angolosa (angular), porque índice do "triunfo do ego através do esgueirar-se no emaranhado".[4]

É possível encontrar uma hipótese explicativa do fenómeno nas investigações clínicas de A.R Lurijia sobre o D0C5 da área pré-motora. "Se a lesão da zona pré-motora - escreve ele - se localiza profundamente, surge um novo sintoma de considerável importância teórica e diagnóstica. A influência inibitória e moduladora do córtex pré-motor sobre as estruturas subcorticais inferiores (gânglios basais motores) é abolida, pelo que, quando um elemento de um movimento é iniciado, deixa de ser inibido no momento certo e continua sem controlo. O movimento adquire um carácter "cíclico"... e desenvolve-se o fenómeno amplamente conhecido como perseveração motora elementar. Se for pedido ao paciente que desenhe uma determinada forma, como um círculo, ele começa a executá-la, mas não consegue parar no momento certo e repete o movimento outras vezes.

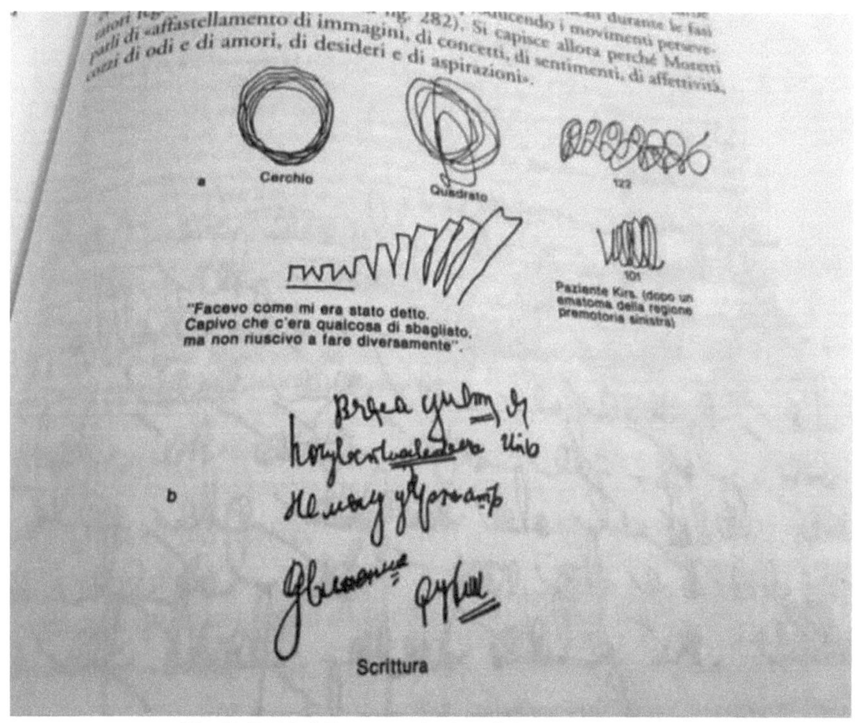

Fig. N.10. DOC (Lesão cerebral orgânica) (Por Palaferri)

Para Aggrovigliata (Emaranhados) é concebível uma influência oposta à verificada por Lurija: não é o córtex

[4] Il Corpo umano dalla scrittura.Grafologia Somatica Edizioni Il Messaggero Padova A.R.Lurija Come lavora il cervello, Il Mulino, Bologna, p.201

pré-motor que afecta as estruturas subcorticais como nos casos de DOC introduzidos por Luria, mas são os "emaranhados" de distúrbios afetivo-emocionais criados nos vários níveis das áreas subcorticais durante as fases evolutivas que influenciam a grafomotricidade produzindo movimentos perseverantes regressivos como "emaranhados". Entende-se, então, porque Moretti fala de "emaranhado de imagens, idéias, conceitos, sentimentos, emoções, sentimentos de ódio e amor, desejos e ambições".

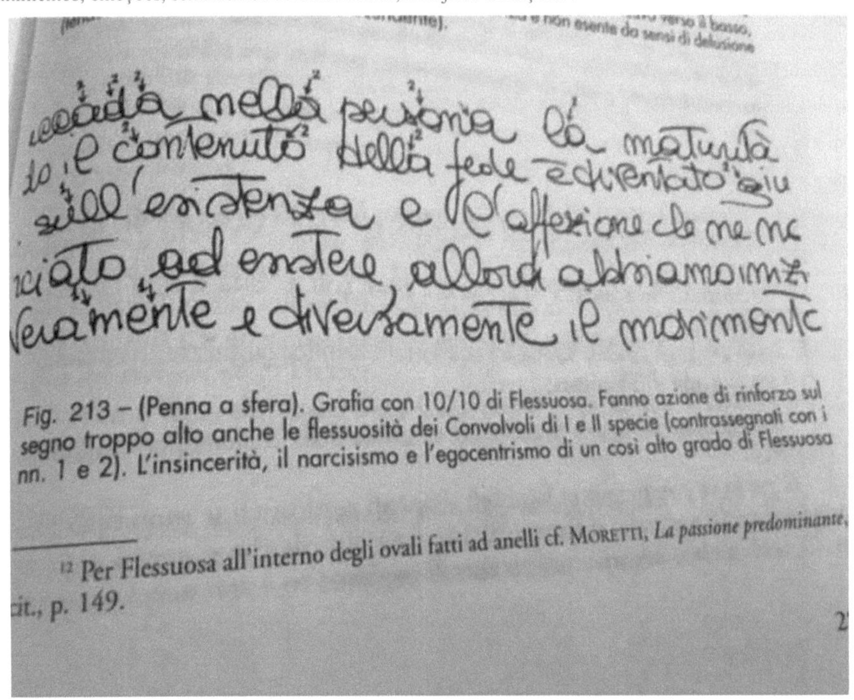
Fig. 213 – (Penna a sfera). Grafia con 10/10 di Flessuosa. Fanno azione di rinforzo sul segno troppo alto anche le flessuosità dei Convolvoli di I e II specie (contrassegnati con i nn. 1 e 2). L'insincerità, il narcisismo e l'egocentrismo di un così alto grado di Flessuosa

[12] Per Flessuosa all'interno degli ovali fatti ad anelli cf. MORETTI, *La passione predominante*, cit., p. 149.

Fig.N.ll Convolvoli (de Palaferri)

A investigação gráfica pode determinar com uma aproximação notável a gravidade ou não da demência em curso; é capaz de verificar a evolução da demência, as possíveis pausas, recaídas e recomeços parciais na sequência de terapias. Por vezes, os relatórios médicos são incompletos porque muitos doentes foram internados por outras patologias (por exemplo, problemas gastroenterológicos ou pulmonares) e na ficha de alta clínica está escrito "demência senil" (o que é um diagnóstico incorreto porque é demasiado generalizado e muitas vezes, na esmagadora maioria dos casos, não se diz a gravidade da demência e é preciso deduzi-la por outras informações (sobre a dependência de outras pessoas para comer, vestir-se, etc.), pela consciência ou não dos familiares, pelas respostas às notícias dos jornais, pela perda de memória. A análise gráfica é objetiva e só um médico grafólogo é necessário para avaliar plenamente as potencialidades expressivas e o que se comunica naquele momento, através da descodificação dos elementos grafológicos. O papel da psiquiatria forense e do neurologista enquanto médico clínico é diferente e é necessário verificar a doença apenas através do estudo das pastas clínicas e dos eventuais exames e testes efectuados enquanto o médico grafólogo sintetiza tanto a história clínica do sujeito como o seu produto grafológico e relaciona tudo com as vicissitudes existenciais de tudo porque o gesto grafológico é um produto que parte do cérebro (psiquiatria e neurologia) mas envolve e é envolvido por todos os outros órgãos e aparelhos. O sujeito escrevente pode ter uma caligrafia desestruturante mesmo causada por uma simples febre que pode ser alta (o que pode resultar em tremores e desorientação espacial) ou por uma rabdomiólise (distúrbio muscular) que pode não ser considerada por outros especialistas.É apenas o caso de salientar que o médico grafólogo não faz diagnósticos, não faz previsões futuristas e utiliza sobretudo o estudo grafológico no que diz respeito à capacidade de compreender e querer em relação à análise direta da pista expressa pelo gesto gráfico do escritor e também em relação ao estado existencial do sujeito no momento em que escreve a letra. No caso da idade avançada, como pode ser quando se redige um testamento ou na idade jovem quando pode estar presente uma perturbação mental ou uma toxicodependência, deve ser sempre analisada a escrita na sua evolução histórica. Se possível, primeiro independentemente das vicissitudes existenciais e depois em relação à doença sofrida ou atual do sujeito, incluindo as mentais, orgânicas e cerebrais, bem como de outros aparelhos, com o estudo das pastas médicas.

SINAIS GRÁFICOS MAIORES, MENORES E COMPLEMENTARES PARA A CAPACIDADE DE COMPREENDER E DESEJAR.

OS PRINCIPAIS ÍNDICES GRAFOLÓGICOS PARA A CAPACIDADE DE COMPREENSÃO.

1. Structure	The structure is represented by many different type of relationships determined by a logic that produces an efficient and functional system.
2. Rhythm	It's a movement that keeps happening regularly with one variation that gives significance to the structure.
3. Form	It's the geometry of the letter, of the word (wide, narrow, curved and angular, high, low, etc.) that is expressed in a three-dimensional space.
4.Homogeneity	Presence of the same characteristics in the conceptual and formative structural process (in direction, size, space, form, pressure and movement).
5. Clearness	It involves comprehensiveness, accessibility, simplicity, ease, understanding of the text.

ÍNDICES GRAFOLÓGICOS MENORES PARA A CAPACIDADE DE COMPREENSÃO

1. Essentiality	Conciseness, simplicity without ruffled graphics, additional marks, pomposity and other situations that crowd the track with useless lines.

2.Naturalness	adhering to reality. If the subject had a paralysis and now has a residual, this causes dysgraphia. It's not possible to except this subject could write well, with good structure and satisfactory rhythm because this individual lost spontaneity due to a disease of motor disorder (but he/she is not a forger).
3. Harmony	It's a good combination between the parts. There cannot be a line with graphic and chaotic arrythmia with a quite regular line or in the same line the majority of the words obscure and one very clear and accurate.
4.Robustness	A vigorous, even though slow and stunted track
5. clear and leaned touch	In a fluid writing (quick intelligence, energy and autonomy); In a slow writing (reflexive intelligence, existential difficulty, renunciatory).

PARA A INCAPACIDADE DE COMPREENDER É SUFICIENTE A AUSÊNCIA DE DOIS ÍNDICES MAIORES E UM MENOR OU DOIS MENORES E UM MAIOR

OS PRINCIPAIS ÍNDICES GRAFOLÓGICOS PARA A CAPACIDADE DE QUERER

1. ORGANIZATION	Totality of the different movements processes (vertical, horizontal and oblique) through which letters, words, spaces, joints and more are formed, developed, differentiated and coordinated so to constitute a living organism with different elements and with different functions. Writing appears alive and vital.
2. SIMMETRY	Ordered distribution of parts of a mark so that a geometric element can be identified (one point, one line, one surface) in clear proportions with another referred element both on the binary level, and three-dimensional one (high, low, full, thin; superficial, deep; right,left; clear, obscure).
3. DISPOSAL	The act of disposing, ie placing in determined way the mark on a sheet; and of course, the order according to which more marks ,more lines more elements of a totality are grouped together. It also implies studying the letter itself in microscopic and ultrastructural and in terms of relationship.

4.TREND OF THE TRACE	The speed of the track (fast handwriting, quick, fluid) involves a decision-making behavior (Accompanied by a no-frills track without additional gestures, linear, coherent). Involves the path of the letter's mark itself on the progressive and regressive side , oblique and vertical.
5. SPACE	Space between letters implies ductility and openness; on the contrary a lavish handwriting implies superficiality and lack of restraint. Even the suitable space between words has its importance because the subject has a good objective view of reality, of circumstances and consequences.

ÍNDICES GRAFOLÓGICOS MENORES PARA A CAPACIDADE DE QUERER

1. .REGULARITY	It is the order that coordinates multiple parts of the track, plus elements of a letter or more letters of a word or the graphic contexts totality
2. SIMILARITY	In the graphic context there are the same properties and general features. In the graphic similarity is shown a style. It's difficult to find an ascending and descending line, a bent line to the right and one bent to the left.
3. DIRECTION	A direction keeping the line implies firmness and constancy, if the writing is straight and cut it means that there is sustainability and decision.
4. ACCURACY	It implies accuracy, attention, care, diligence, exactitude, meticulousnes.
5. HANDWRITING'S CONDUCT	Personal strategies in order to achieve goals. Weak (Poor will); soft (adaptation); firm (strength of will and self-control); rigid (obstinacy and ambition).

PARA A INCAPACIDADE DE REALIZAR O ACTO MENTAL DA VONTADE É SUFICIENTE A AUSÊNCIA DE DOIS ÍNDICES MAIORES E UM MENOR OU DOIS MENORES E UM MAIOR

Na verdade, embora seja possível a incapacidade de realizar um ato mental de vontade com uma boa capacidade de compreensão, a situação oposta é difícil de conceber.

Quem não tem a capacidade de compreender não tem uma boa capacidade de realizar um ato mental de vontade. A capacidade de querer implica, de facto, uma deliberação que pertence ao domínio cognitivo. É necessário saber o que o sujeito quer fazer. É de notar, a este respeito, o conceito de funções do EGO, tão próximo dos psiquiatras forenses:[5]

- funções cognitivas: perceção das situações pelo que elas são (internas ou externas ao sujeito, coloridas com emoções e sentimentos);
- funções organizacionais: análise, compreensão e atribuição de sentido em relação ao mesmo (atribuição de sentido).
- funções de previsão: planeamento, previsão e avaliação das possíveis consequências das respostas que podem ser emitidas (análise, crítica e julgamento);
- funções de tomada de decisão: escolha entre adaptação, evitamento ou recusa (ativa ou passiva) face à situação de estímulo (decisão de agir ou não agir), - funções de execução: dar a resposta escolhida tendo em vista o objetivo que o indivíduo quer ou pode atingir nesse contexto relacional particular (comportamento organizado ou desorganizado; conduta inteligente ou emocional).

COMBINAÇÃO DE SIGNOS QUE PERMITE ANALISAR AS FUNÇÕES INDIVIDUAIS DO EGO[6]

FUNÇÕES COGNITIVAS

1. **ATTENTION**	**Combination of the considered signs:** large letters, small, frugal, smooth, twisted, fast, dismissing, confused ,shortened above, refined, meticulous, quick).
2. **MEMORY**	**Combination of the considered signs:** equal, snappy, open, frugal, thin amall lines , contorted, clear, small, tied).
3.**COGNITIVE PROCESS**	**Combination of the considered signs:** Fast, tense, robust, quick, open, wide between words, tense, accurate, fluid, absence of dismissed sign, confused , absence of obliterating sign).

[5] Ugo Fornari *Tratado de Psiquiatria Forense Edições UTET2015*

[6] V.Mastronardi, Sante A.Bidoli, M.Calderaro *Grafologia giudiziaria e psicopatologiaforense Giuffre Editore,2010*

CAPÍTULO 7

FUNÇÕES ORGANIZACIONAIS

1) **Combinação dos sinais considerados:** grande no que diz respeito às letras, pequeno, frugal, claro, linhas rectas, linhas curvas, ilhós, entre letras, modelo ascendente, suave, forte, ágil, preciso, auto moderado, engenhoso, esguio).

FUNÇÕES DE PREVISÃO

Combinação dos sinais considerados: auto-moderado, intra-letra, contorcido, rápido, largo entre as palavras, aderente, linhas, ilhós, encaracolado, murcho, fatigado no local).

FUNÇÕES DE DECISÃO

Combinação dos sinais considerados:

Aderente, auto-moderado, contra o modelo, grande, fluido, largo entre palavras, linhas grandes, cortes em T finos, ondulações subjectivas, linhas rectas, linhas torcidas-curvas, ascendentes, cortes em T, rápidas, ausência de ápices torcidos, ausência de estrutura contrastada, linhas horizontais grandes, estrutura oscilante.

FUNÇÕES EXECUTIVAS

Combinação dos sinais considerados:

Fluido, rápido, elástico, estático, grande, esticado, solto, calmo, ilhós circular, robusto, auto-moderado, ereto, torcido, oscilante, intra- letra (espaço entre letras), meticuloso, pendurado, entre linhas, fim.

CRITÉRIOS GRAFOLÓGICOS COMPLEMENTARES

São importantes, por vezes cruciais, para resolver uma dúvida e validar uma orientação deduzida pela análise analítica, geométrica e comparativa da caligrafia.

1) Análise da história clínica (anamnese fisiológica, familiar, anamnese patológica remota e próxima, terapêutica seguida), e dos registos clínicos (internamento, possíveis diagnósticos, qualquer tipo de exames efectuados, TAC-RMN e consultas de especialidade), bem como um resumo do médico de família.
2) Factores de parágrafos (incluindo omissões, transposições e antecipações de letras, tendência para repetir a mesma palavra), simbiose entre palavras (duas palavras numa só), síntese de uma palavra (duas ou três letras em falta numa palavra).
3) Factores extra-gráficos (incluindo diferentes erros: dados pessoais, topográficos, gramaticais, sintácticos); utilização de palavras particulares (dialectais), introdução de novas palavras, utilização de palavras que não se adequam à atividade de escrita, expressões pessoais. Nível de escolaridade.
4) Factores de discordância: no último testamento (discordância entre a assinatura e o texto).
5) Avaliação da escrita senil, relação entre emoção e escrita e possível doença mental.

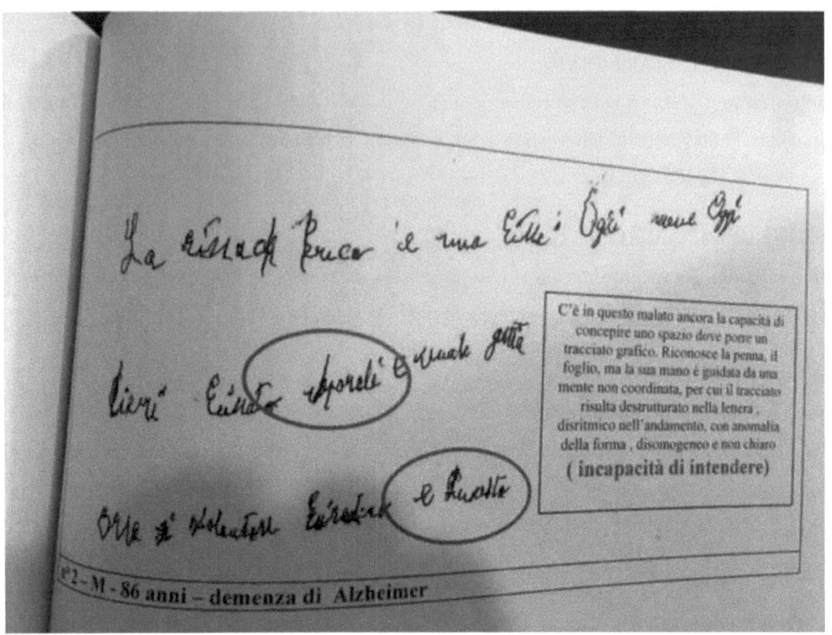

Fig.N.12 Incapacidade de compreensão na demência de Alzheimer, (imagem do google).

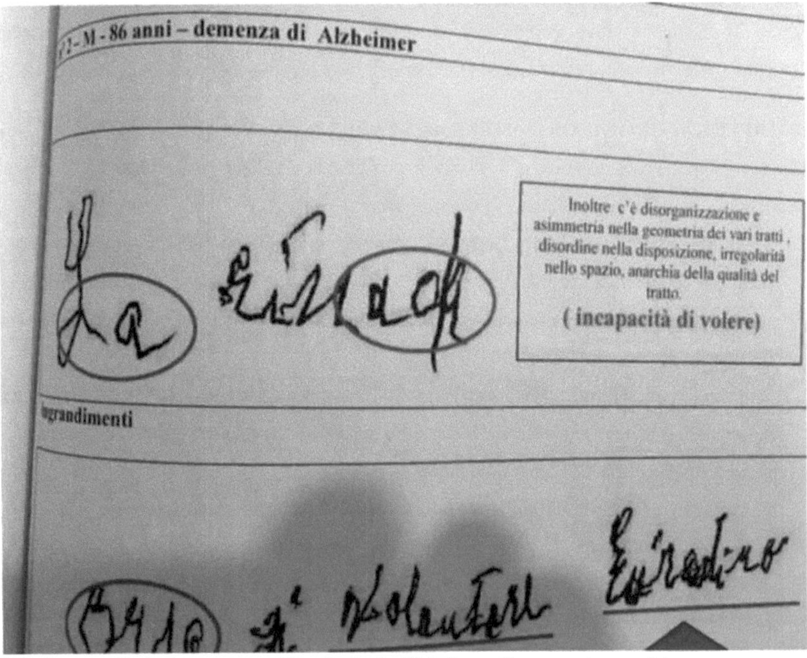

Fig.N.13- Incapacidade de querer na Demência de Alzheimer, (imagem do google).

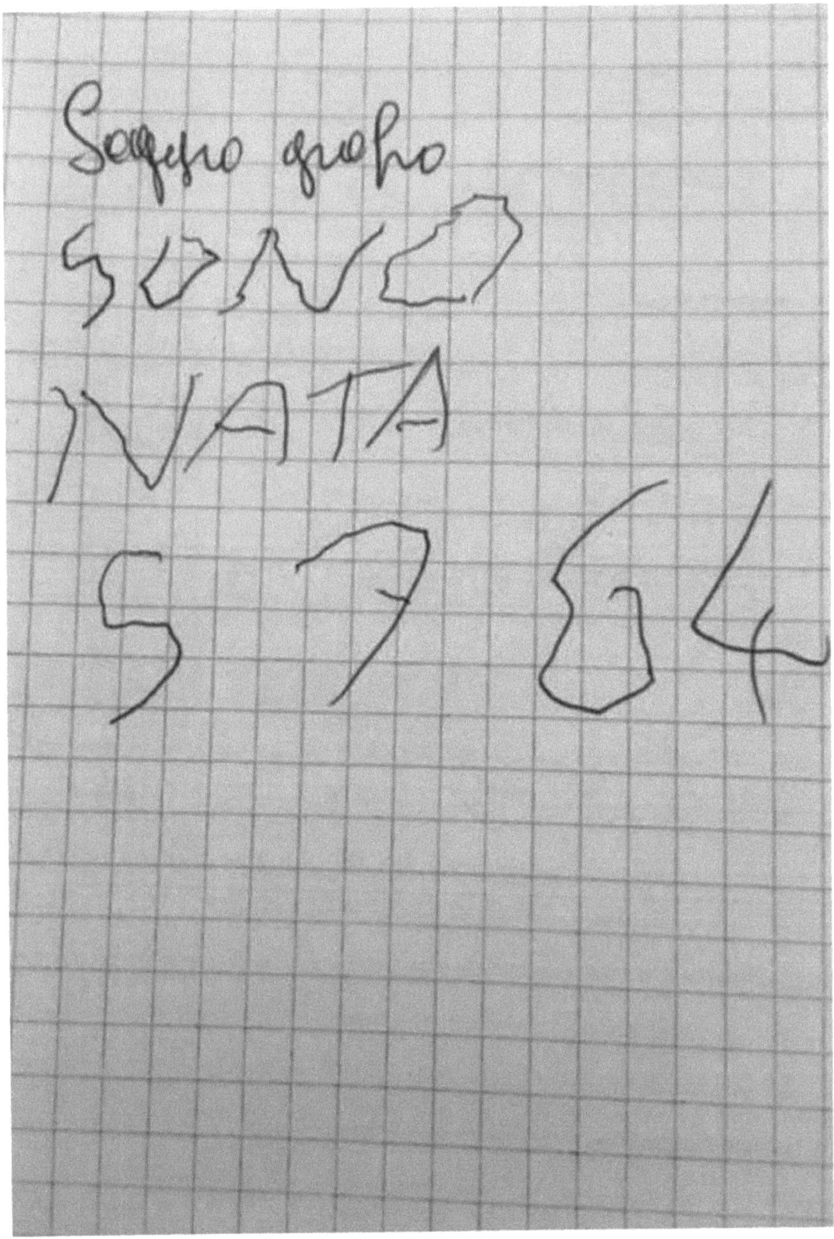

Fig. N.14 Manuscrito de um sujeito psicótico do sexo masculino L.G. (1964) Incapaz de compreender e de querer. (Estudos de casos pessoais).

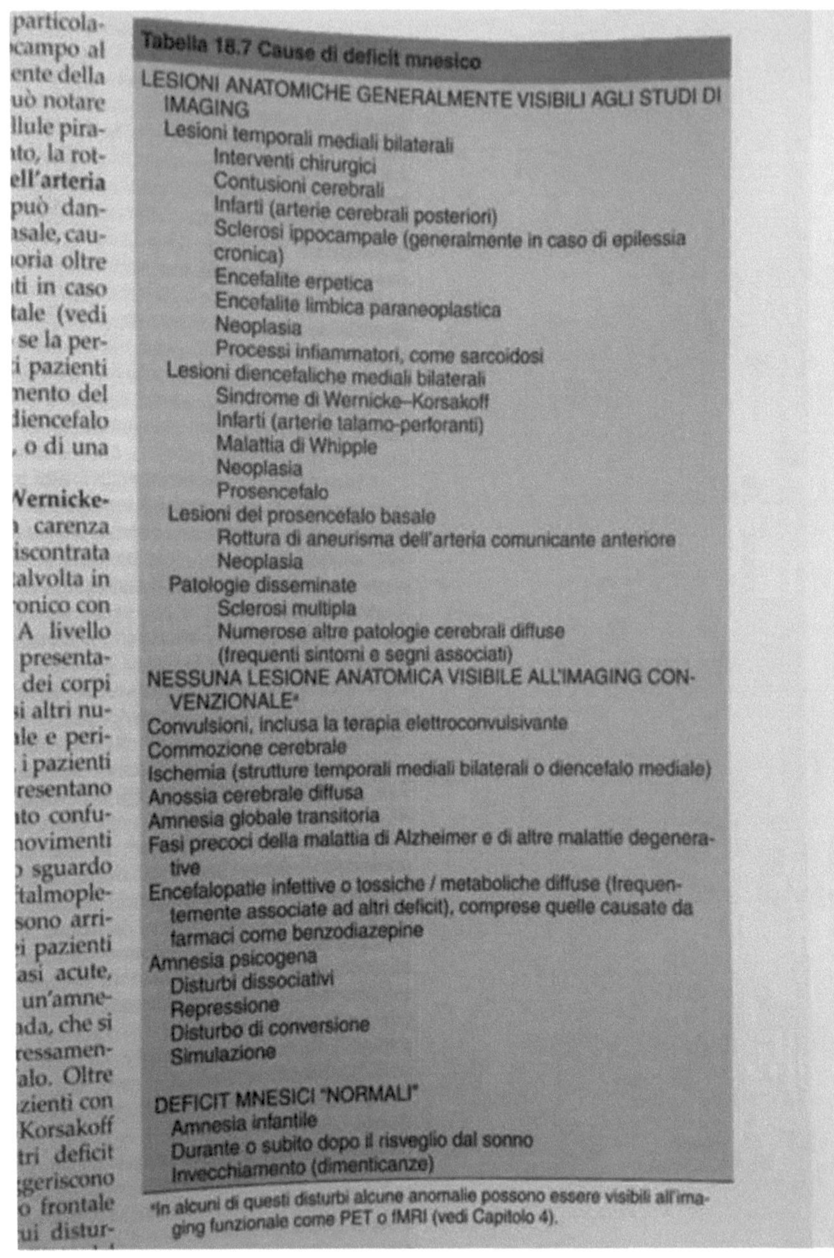

Tabella 18.7 Cause di deficit mnesico

LESIONI ANATOMICHE GENERALMENTE VISIBILI AGLI STUDI DI IMAGING
- Lesioni temporali mediali bilaterali
  - Interventi chirurgici
  - Contusioni cerebrali
  - Infarti (arterie cerebrali posteriori)
  - Sclerosi ippocampale (generalmente in caso di epilessia cronica)
  - Encefalite erpetica
  - Encefalite limbica paraneoplastica
  - Neoplasia
  - Processi infiammatori, come sarcoidosi
- Lesioni diencefaliche mediali bilaterali
  - Sindrome di Wernicke–Korsakoff
  - Infarti (arterie talamo-perforanti)
  - Malattia di Whipple
  - Neoplasia
  - Prosencefalo
- Lesioni del prosencefalo basale
  - Rottura di aneurisma dell'arteria comunicante anteriore
  - Neoplasia
- Patologie disseminate
  - Sclerosi multipla
  - Numerose altre patologie cerebrali diffuse (frequenti sintomi e segni associati)

NESSUNA LESIONE ANATOMICA VISIBILE ALL'IMAGING CONVENZIONALE*
- Convulsioni, inclusa la terapia elettroconvulsivante
- Commozione cerebrale
- Ischemia (strutture temporali mediali bilaterali o diencefalo mediale)
- Anossia cerebrale diffusa
- Amnesia globale transitoria
- Fasi precoci della malattia di Alzheimer e di altre malattie degenerative
- Encefalopatie infettive o tossiche / metaboliche diffuse (frequentemente associate ad altri deficit), comprese quelle causate da farmaci come benzodiazepine
- Amnesia psicogena
  - Disturbi dissociativi
  - Repressione
  - Disturbo di conversione
  - Simulazione

DEFICIT MNESICI "NORMALI"
- Amnesia infantile
- Durante o subito dopo il risveglio dal sonno
- Invecchiamento (dimenticanze)

*In alcuni di questi disturbi alcune anomalie possono essere visibili all'imaging funzionale come PET o fMRI (vedi Capitolo 4).

Fig. N.15 - Diagnóstico Diferencial da Perturbação Mnésica de Blumenfeld Neuroanatomia através de casos clínicos Edições Piccin Padova 2014.

CAPÍTULO 8

A Escola Crotti preparou durante muito tempo uma tabela para uma avaliação objetiva da capacidade de compreender e desejar a partir da caligrafia que gostamos de mencionar.

ALTERAÇÕES EXTRAGRÁFICAS TOTAL

1. Illogical text content or meaningless parts	X 2	0
2. Use of unsuitable or obsolete linguistics forms	X 2	0
3. Poor quality of Text related to cultural level of the writer	X 1	0
4.Relevant grammatical mistakes	X 1	0
5. Normal syntax alterations	X 1	0

ALTERAÇÕES DE PARÁGRAFO TOTAL

1. Letters or words omissions	X 2	0
2. . Letters replacement	X 2	0
3. Increase of correct number of the letters in the words (for example nommino instead of nomino, disposisizioni instead of disposizioni)	X 2	0
4. Perseverance on individual letters placed where should not be. (for example pli instead of li, plascio instead of lascio)	X 2	0

Letters shifting in the word (for example univelsare instead of universale)	X 1	0
6.Substitution of capital letters with small ones and vice versa	X 1	0
7. Stereotypics ie systematic repetitions of letters or words	X 1	0

ALTERAÇÕES GRÁFICAS Total

1.Quick Shaking handwriting	X 4	0
2. Loss of normal morphology of the letters	X 3	0
3. Excessive Slowness	X 3	0
4. Vertical and e horizontal confusion	X 2	0
5. General chaos	X 2	0
6. Mistaken graphic accessories placement	X 2	0
7. Trajectory lapse	X 2	0
8. Pressure Extremely variable with heavy and light traits in excess	X 2	0
9. Fatigued sign , that is trembling handwriting	X 2	0
10. Execution with excessive interruptions and consequent welding	X 2	0
11. Doodled letters	X 2	0

12 Handwriting and graphics gestures incomprehensible	X 2	0
13. Unequal handwriting traits or interruptions	X 2	0
14. Excessive dimension of the body letters or relevant irregularity	X 2	0
15 Lines and eyelets excursion extremely reduced or amplified	X 2	0
16. Graphic accessories absent or bizarre	X 2	0
17.Graphic complications unnecessary and however excessive	X 2	0
18. Serving copy omitting to write with own habitual handwriting	X 1	0
19. Defective or irrational text placement in available space	X 1	0
20. Line's direction excessively ascending or descending	X 1	0
21. Direction too wavy or vice versa fixed on the line	X 1	0

22. Irregular spacing between letters, words and / or between rows	X 1	0
23. Messy inclination or extremely to the right and above all to the left	X 1	0
24. Incertainty e hesitations in the handwriting trait	X 1	0
25. zigzag moving handwriting trait	X 1	0
26. Initial curls start too long or rolled up	X 1	0
27. Final curls too long or rolled up	X 1	0
28. Excess of ligature or excess of untied	X 1	0

ALTERAÇÕES EXTRAGRÁFICAS 0/7 = **0%**

ALTERAÇÕES DE PARÁGRAFO 0/11 = 0%

ALTERAÇÕES GRÁFICAS 0/48 = 0%

RESUMO GERAL 0/66 = 0%

Basicamente, a presença da alteração é assinalada com um X e com o número de alterações presentes. No final obtém-se automaticamente a percentagem.

Os valores normais são inferiores a 50%

A partir de todos estes elementos é possível estimar a capacidade do sujeito de prestar a devida atenção ao que faz e se as condições gerais estão perfeitamente preservadas para que possam ser produzidos documentos que respeitem os critérios gerais para serem considerados como o produto de uma pessoa capaz de compreender e querer.

Gostaríamos também de mencionar a contribuição da escola Marchesiana e, por isso, agradecemos ao nosso professor Antonello Pizzi que nos enviou, antes da conclusão da tese acima referida, uma tabela contendo índices de défices neuromotores, tal como descrito abaixo:

CAPÍTULO 9

Índices de *défice* neuromotor

À fraqueza do tónus vital do fio gráfico (Atónico /Enervado) podem juntar-se outros sinais coactivos, indícios de um mau bem-estar fisiológico, que colocam a sua leitura a um nível mais complexo,

Na totalidade gráfica:

• a dirty trait, porous, exhausted , with smears, fraying and intentional impurities
• darkness of individual graphemes exceeding 35%, for which is compromised a smooth reading
• graphic disorder (uneven, multi-style drawing)
• contrasted tension management (arbitrary alternation of tension traits): Tense, loose traits: Loose, Elastic traits: Elastic)

Em pormenor gráfico:

• hesitations, fragility
• abnormal interruptions - off axis resumptions
• dysfunctional apraxia
• Alogical change of direction
• letters omissions
• Literal displacements, i.e. *nomrale* instead of *normale*
• arbitrary addition marks (excessive finishing touch) or parts of a letter, ad i.e.. Letter m with four small shafts
• dyspnea (empty traits)

• congestion traits
• arbitrary traits overlaps
• tremors
• very uncovered eyelets
• interferiential eyelets
• crossed eyelets (the gesture cuts in half the eyelet in the horizontal, vertical or diagonal direction)
• atonic eyelets (protuberant, dented, polygonal)
• irregular, discontinuous pressure management
• descending and / or "tile" descending
• tortuous line
• arbitrary apposition of dots, afinalistic and anarchoid placement

• complexes points, that is, descendants, dragged, deflated, with alogical pressure diversification, i.e. with initial strong pressure, medium dyspneic trait, with empty gaps and with phlegmatic terminals, etc.
• excessive presence of hooks, hooves, apexes high or at the top letter bases, initial or terminal sections (micro diversions neurotic – microautoecoprassi –different case of micropraxia)
• excessive thinning
• excessive incongruity in the vertical axial arrangement (provisional axes)
• rsvz letters that tend to be more verticalized compared to the others (monoideic, compulsive tendencies)
• alternating and inconsistent distances between words, between lines
• alternating and inconsistent writing distances from the external margins
• presence of so-called "chimneys" (in French literature cheminé and spanish chimeneas), that is vertical gaps within the script, to which correspond existential empty , psychophysical energy empties

A coincidência de muitos destes sinais gráficos, sobre o desenho gráfico ondulado (condição prévia necessária), dá-nos o nível *de anorgasmia,* condição de falta de energia reduzida ou quase nula no corpo.

Os sinais acima mencionados devem, por conseguinte, estar relacionados com a idade do indivíduo.

Na idade avançada, podem ser o reflexo normal da *apoptose,* do declínio progressivo celular e fisiológico.

Nas últimas décadas, a esperança de vida tem vindo a aumentar de forma constante, mas a uma vida mais longa nem sempre corresponde a qualidade da mesma.

As diferenças entre os idosos são tão evidentes (alguns permanecem em forma e outros apresentam um declínio significativo) que é necessário estabelecer outras distinções. Embora a idade seja apenas um dos factores que contribuem para estas diferenças, é a ela que é necessário fazer referência para distinguir as diferentes categorias de idosos. Uma das categorias frequentemente utilizadas é a seguinte 1. jovens (entre 65 e 74 anos); 2. idosos (entre 75 e 84 anos); 3. ultra-idosos (a partir dos 85 anos) .[7]

---

[7] Sanavio E., Cornoldi C., *Psicologia clinica,* Il Mulino, Bolonha 2001,p.l25

CAPÍTULO 10

JURISPRUDÊNCIA RELATIVA À NEUROFISIOLOGIA DO GESTO GRÁFICO E À CAPACIDADE DE SABER E QUERER DA CALIGRAFIA

A abordagem da escrita a avaliar implica muitas vezes a utilização simultânea de metodologias que incluem essencialmente toda a gama de "métodos de inquérito" que ao longo da história da perícia grafológica tiveram maior crédito entre peritos e especialistas neste domínio... O método grafológico estuda a escrita como um produto integrado de toda a atividade neuro-psico-fisiológica do ser humano, obtendo através dela elementos dinâmicos que personalizam cada escrita tornando-se a chave de interpretação do grafismo individual.

Esta, em particular, acrescenta aos outros métodos de investigação a avaliação da dinâmica psíquica subjacente ao ato de escrever que inclui a expressão dos valores comportamentais de quem escreve, como, por exemplo, a emoção, a impaciência ou a calma. A partir da análise dos sinais grafológicos identificados pela caligrafia, é também possível delinear o estado psíquico interior de quem deixou aquele traço naquele preciso momento da sua existência, não dissociado, portanto, dos valores e interferências ambientais que poderiam ter interferido com o escritor.

Esta metodologia revelou-se necessária para a análise e a avaliação da incapacidade de compreender e de querer aquando da redação de uma última vontade.

É importante que a "peritagem grafológica de base grafológica" não exclua qualquer método de investigação ou qualquer técnica de inquérito; na verdade, deve incluí-los, a fim de facilitar a obtenção do nível de certeza na solução dos estudos de caso...

O Tribunal de Cassação já decidiu há muito tempo:

Uma peritagem gráfica baseada principalmente no método de interpretação caligráfica não é, em geral, suficiente sem a ajuda de uma interpretação grafológica cuidada, a fim de ultrapassar o risco de erros na resposta ao magistrado (Acórdão de 29 de dezembro de 1959).

Outra sentença mais recente do Supremo Tribunal de Cassação decidiu que "a avaliação da caligrafia com o método caligráfico não pode ser considerada fiável

(Sect.5, Sent.15852 de 29/11/1990, Riv. De 1980 até hoje, a metodologia registou uma melhoria radical, com uma melhoria decisiva do nível profissional e qualitativo. A opinião de Buquet parece atualmente aceitável: "Segundo este eminente grafólogo, com os anos 80, abriu-se a era da perícia científica (1991)

O sincretismo entre métodos deveria ser hoje incontestável, mas persistem preconceitos e resistências. A grafometria, por exemplo, um método que nos apaixona, oferece uma melhoria das técnicas quantitativas, entendidas quer como tratamento estatístico dos dados quer como instrumento de medida (regras de deteção mais precisas, técnicas CAD). A aplicação das técnicas de Fourier poderia também resolver o problema da deteção grafométrica automática (Buquet 1991), enquanto que é apenas uma questão de tempo a relativa ao reconhecimento ótico de caracteres (Impedovo, 1986-Buquet 1991) - paralelamente às técnicas de OCR - que poderia permitir no futuro operações automáticas de comparação, reconhecimento e atribuição.

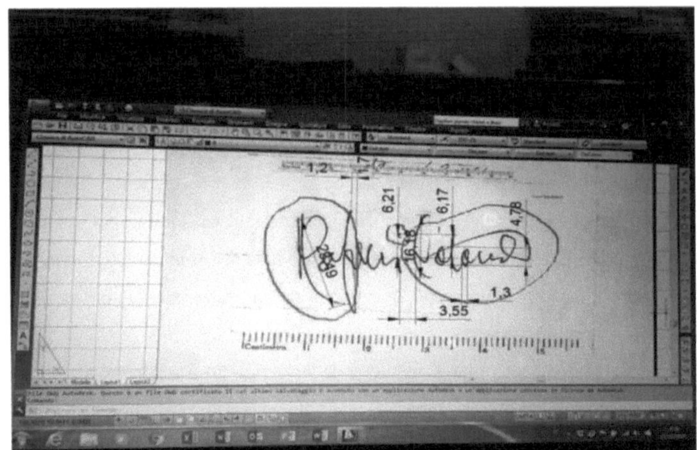

Fig.N.16 AUTOCAD em GRAFOLOGIA

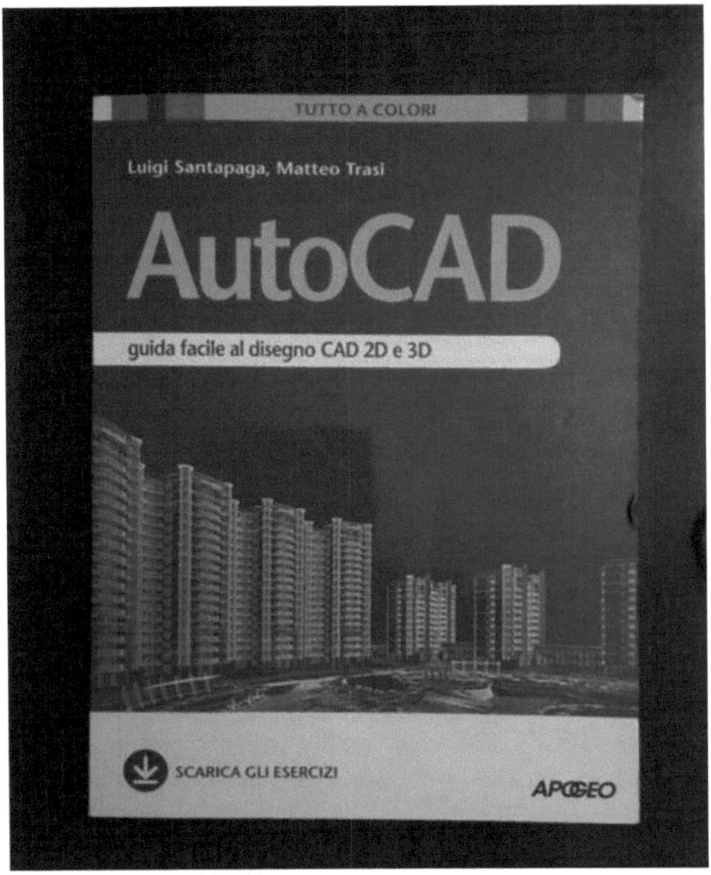

Fig.N.17 AUTOCAD EM GRAFOLOGIA

O ser humano é uma unidade psicossomática, cujo equilíbrio depende de factores que predispõem à doença ou permitem boas condições de saúde, entendidas como bem-estar psicofísico, que também se reflectem nos traços gráficos. Do ponto de vista grafológico, por admissão escolar comum, os sinais específicos do traço da caligrafia exprimem projeção temperamental emocional-reactiva e processos volitivos e cognitivos, sobretudo estados obsessivos, desconfortos e situações de limitada capacidade de autodeterminação. Neste sentido, devem ser clarificadas as definições de incapacidade de "entender" e de "querer" na esfera jurídica, bem como os índices grafológicos dos referidos estados alterados.

O conceito de incapacidade de entender e querer ou *incapacidade natural* é tomado em consideração, do ponto de vista jurídico, pelos artigos. 428 e 591 do C.C.

O artigo. 428º prevê a possibilidade de anular o negócio jurídico celebrado em caso de incapacidade de compreender e de querer.

O artigo. 591.º prevê a possibilidade de recurso em caso de testamento feito por uma pessoa incapaz de compreender e de querer.

O conceito de incapacidade testamentária previsto no art. 591º do C.C. tem origem no direito penal que afecta a imputabilidade, diretamente deduzível pelo art. 85 do C.C. e indiretamente pelos art. 88, 89 e 90 C.P. Como ratio legis é, no entanto, apenas a partir do art.42 C.P. que considera a "consciência e vontade" como um elemento subjetivo que afecta a própria imputabilidade.

A comunidade médica que se interessa pela relação entre a grafologia e a medicina atesta que a grafologia, por si só, não permite um diagnóstico irrepreensível de incapacidade de compreender e de querer. Ao mesmo tempo, é universalmente reconhecido que a grafologia é capaz de oferecer um contributo, por vezes decisivo, para comprovar o mesmo em conjunto com outros sintomas clínicos, psicológicos, neurológicos, psiquiátricos e criminológicos e com o quadro clínico anamnésico e testemunhal emergente.

O facto é perfeitamente explicável pela relação dinâmica segura entre o neuroeixo e a capacidade motora pessoal. Esta relação não é apenas genérica, mas pode ser identificada nas suas manifestações específicas permitindo estabelecer um claro diferimento entre o sintoma nosológico e o sintoma grafológico.

É correto, portanto, afirmar que, *"como se pode deduzir da semiótica médica a semiótica grafológica, portanto da semiótica grafológica pode deduzir-se o quadro clínico".*

Resulta da jurisprudência do Tribunal a este respeito que a incapacidade adequada para postular o recurso de última vontade deve ocorrer no momento da realização do ato por parte do *de cuius* e consiste numa condição transitória de falta de faculdades intelectuais, de modo que o sujeito está completamente afastado da consciência dos seus actos e da capacidade de autodeterminação (Cassação Secção III, Gualdi / Mensa, enviado N.08169 de 05/11/1987, Russo Cuffaro).

São mencionados dois acórdãos do Tribunal de Cassação (relativos à incapacidade de compreender e de querer).

A prova da incapacidade de compreender e de querer deve ser rigorosamente fornecida por qualquer meio (Tribunal de Cassação Civil, sentença N.06506 de 04/11/1983, Puleo / Zappala).

a) "A incapacidade é uma condição psíquica, mesmo temporária, que exclui completamente ou não prejudica seriamente a consciência e a vontade (Tribunal de Cassação Civil, sentença n.º 1931 de 15/07/1967).

b) "Na incapacidade natural, não é necessário provar uma doença que anule total e completamente as faculdades psíquicas do sujeito, mas **é suficiente provar a perturbação psíquica,** mesmo temporária, de forma a afetar gravemente, mesmo sem as excluir, as faculdades intelectuais do sujeito, de modo a impedi-lo ou a dificultar-lhe a avaliação séria dos seus próprios actos e a constituição de uma vontade consciente (Cassação Civil, sentença n.º 1797 de 20.05.1969).

No crime de burla a um sujeito incapaz, para se verificar a deficiência psíquica não é necessária uma verdadeira doença mental, **mas basta um estado de falta de crítica ou de enfraquecimento da vontade** para que seja possível o ato de sugestão (Tribunal Penal Sect, sentença n.l 1092 de 16/12/1981)

No entanto, só nos últimos tempos é possível encontrar nova jurisprudência relativamente ao tema analisado.

Cass.II Sec., 6978/2011

A invalidade do testamento público deve ser excluída, em caso de incapacidade natural do testador, quando este, idoso e doente, não subscreve o documento devido a condições físicas precárias: a circunstância, de facto, não indica incapacidade mental ou vontade que invalide o ato, quando confirmada pela presença do notário designado e por testemunhas.

Cass.II Sec., 230/2011

Para efeitos de verificação da existência ou não da capacidade de entender e querer do testador no momento da redação do documento, o juiz designado não pode ignorar o conteúdo do próprio testamento e os demais elementos de avaliação dele inferíveis, no que respeita à seriedade, à normalidade e à coerência das disposições nele contidas, bem como aos sentimentos e propósitos que as inspiraram.

Cass.Sec.2 civ., sentença n.9081 del 15/04/2010

A Anulação de uma última vontade por incapacidade natural do testador... pressupõe o consequente ónus, a cargo do sujeito que assume esse estado de incapacidade, de provar que o testamento foi elaborado num momento de incapacidade de entender e querer. Sobre a prova relativa à incapacidade deduzida, verifica-se que: "No caso previsto na norma do art. 591.º n.º 3 cód., a prova da incapacidade testamentária deve ser feita estrita e especificamente por qualquer meio pela parte que a deduziu, ficando a cargo da contraparte o ónus de provar a validade do testamento por ter sido elaborado pelo incapaz num momento de pausa vigilante. **(Cass "Sez "2, Acórdão n.º 4499 de 10/07/1986, aí, Rv.447251).**

Tribunal de Recurso de Florença, Divisão Cível 29-09-2014

O litígio diz respeito ao pedido de anulação de quatro testamentos holográficos redigidos por P.L. e publicados em Montecatini Terme em 10.09.2006. No mesmo, estamos perante um parecer de um perito grafólogo, o Dr. Francesco Donato, que declarou no seu parecer que ... as anomalias disgráficas relativas aos testamentos, tais como a repetição do mesmo termo, a omissão de letras, as palavras incompletas, a desordem tempo-espaço, os erros ortográficos, são típicas de um estado de capacidades intelectuais e neuromusculares limitadas e reduzidas e permitem formular não a certeza, mas muito provavelmente uma incapacidade de compreender e de querer (avaliação do consultor técnico Dr. Donato, em actos).

Especificou que, neste caso, o raciocínio probatório é presuntivo, e observou que a presunção é o processo lógico dedutivo com que o juiz chega à prova do facto ignorado pelo facto conhecido, e que para chegar do facto conhecido a um facto ignorado não é necessário que este último seja uma consequência inelutável e unívoca do primeiro, mas basta que seja uma consequência provável, Em primeiro lugar porque da existência de um facto se pode normalmente deduzir uma infinidade de deduções sobre a existência de outros factos, em segundo lugar porque mesmo que se admitisse uma relação de inferência exclusiva entre o facto conhecido e o facto desconhecido, a evidência presuntiva acabaria por coincidir com a histórica (cf. Cass.Cass.Sec.III 13.3.2014 n.5787)... este Tribunal, como dito, discorda das considerações do primeiro juiz segundo as quais os dados testemunhais e documentais, analisados com o apoio de avaliações de consultores técnicos, não permitem chegar a um resultado único, assumindo, pelo contrário, que todos os elementos adquiridos, avaliados conjuntamente, testemunham a existência de um estado de alteração psicofísica do "de cuius" incompatível com a capacidade de fazer uma última vontade ou testamento.

Em particular, a elevada probabilidade da **incapacidade de entender e querer** de P. que o perito grafólogo Dr. Donato assumiu a partir dos dados objectivos das numerosas e significativas anomalias disgráficas contidas no testamento holográfico, está firmemente baseada nos resultados da prova oral e documental e permite a este Tribunal afirmar a existência da prova da **incapacidade** do testador

Definitivamente, este Tribunal, em conformidade com o princípio segundo o qual a apreciação da prova presuntiva exige que o juiz de instrução examine todos os indícios de que dispõe, sem os considerar individualmente, mas avaliando-os em conjunto e à luz uns dos outros, sem negar valor a um ou vários deles apenas porque são equívocos, a fim de determinar se é possível, de qualquer modo, acreditar que é provável a existência do facto a provar (v. acórdão Cass.Sect.III, de 13 de março de 2014, n.º 5787), considera ter obtido a prova de que, no momento da redação dos testamentos impugnados, P. L. se encontrava, devido a condições de saúde psicofísica deterioradas, completamente desprovido da capacidade **de entender e de querer.**

Tribunal de Reggio Emilia Sez.I, Sent., 02-02-2016

O último acórdão que considerei é um do ano de 2016. É interessante como a aceitação do pedido de inexistência de testamento proposto por algumas partes então consideradas herdeiros legítimos de A.F. foi aceite não com base na alegada incapacidade do de cuius para fazer testamento por incapacidade de entender e querer que um consultor técnico nomeado, no entanto, não conseguiu provar, mas no facto de que o documento contestado não podia ser considerado um testamento, desde a primeira parte do ato, certamente imputável ao cuius e contendo todos os requisitos formais do testamento holográfico (autógrafo escrito, subscrição, data) seria ininteligível exatamente na parte que deveria conter a designação de herdeiro do réu, desde que a palavra erradi, em vez de "herdeiro", não significa nada na língua italiana nem, note-se, no dialeto reggiano.

O facto de o alegado documento testamentário ter sido definitivamente objeto de interpolação (seja pelo réu ou não, não se sabe com certeza, mesmo que o consultor grafólogo tenha determinado a compatibilidade da apostila com a escrita do A) não se destina a estes fins, uma vez que a parte apócrifa da escrita é sucessiva e distinta da autêntica, que sem dúvida mantém a sua própria autonomia e relevância e, acima de tudo, não perde o seu carácter holográfico (ver Cass.n.26406 / 2008): "O testamento holográfico alterado por terceiros pode conservar o seu valor quando a alteração não for de molde a impedir a identificação da vontade original e genuína que o testador pretendia manifestar no respetivo documento; resulta que a anulação por falta de holografia se opera na presença de um terceiro, mesmo quando tenha havido o acréscimo de uma única palavra,

desde que a ação do terceiro tenha tido lugar durante a própria redação do testamento...
Uma primeira consideração do Tribunal, de natureza lexical, diz respeito ao significado da palavra "ERRADI" utilizada pelo de cuius: este termo na língua italiana (mas nem sequer no dialeto Reggiano) não tem qualquer significado. Mas isso não é suficiente para concluir que, ao utilizar esta palavra, F. pretendia referir-se ao termo "EREDE", como defende a demandada...
De facto, apesar de não existirem normas expressamente dedicadas à interpretação das disposições de última vontade, a doutrina e a jurisprudência concordam essencialmente em considerar as regras aplicáveis em matéria de interpretação dos contratos, incluindo o princípio da conservação do ato: "Na interpretação do testamento, o juiz de instrução deve verificar, de acordo com o princípio geral de hermenêutica consagrado no art. 1362 cod. Civ. aplicável, com as devidas adaptações, incluindo a disposição testamentária - qual era a verdadeira vontade do testador, por mais expressa que fosse, avaliando conjuntamente e de forma coordenada o elemento literal e lógico do ato unilateral "mortis causa" , em conformidade com o princípio da preservação (Cass.n.23278 / 2013).
A palavra "ERRADI" (palavra de muito difícil inteligibilidade) é colocada numa parte da declaração que retira o sentido lógico da expressão seguinte ("er firmari tutti gli atti necessari"), que, pelo contrário, está indissociavelmente ligada à primeira parte da própria declaração, onde F. nomeia o réu "meu procurador". Ao analisar de forma geral a declaração do de decuis, aparece, portanto, com evidência a vontade de reiterar a atribuição a favor de. A, dos poderes de representação já conferidos ao mesmo há alguns anos e, em todos os casos, fazer uma disposição com efeitos, não só para o tempo depois da morte, mas para o tempo presente.
É precisamente a colocação da palavra "ERRADI", juntamente com a sua difícil leitura e o facto de ser desprovida de valor lexical, que demonstra que a disposição, na sua totalidade, não representa uma designação de herdeiro, mas um ato entre partes vivas...
Além disso, um terceiro (provavelmente exatamente o A.) teve a necessidade de acrescentar uma apostila ao documento para clarificar o significado da palavra no comentário, na tentativa mal orientada de dissipar dúvidas sobre a interpretação da última vontade do de cuius...

CONCLUSÕES

E assim chegámos ao fim do caminho e, com a presente tese, ao fim do curso. Quando, após os estudos de Radioterapia Oncológica, Medicina Legal e depois Criminologia Clínica, me interessei pela Grafologia, não fazia a mais pequena ideia do que viria a acontecer posteriormente. No final deste período de três anos de Curso de Formação Avançada, novos horizontes se abriram amplamente, devido às inevitáveis interligações entre as matérias estudadas. E como agora tudo é mais fácil, pois posso sempre fornecer estudos grafológicos para responder a questões de imputabilidade ou de perigosidade social que me são sucessivamente colocadas. Para obter pacientemente a resposta a uma pergunta grafológica sobre a capacidade de compreender e de querer através da caligrafia, é necessário dispor de uma especialização em grafologia médica. É necessário um estudo interdisciplinar. O grafólogo médico tem sempre um quadro interdisciplinar. Ele tem a escrita e a história clínica do sujeito que escreve. Por vezes, as duas coisas podem ser e ou parecer contraditórias. Não é o caso. A escrita é uma síntese dinâmica da atividade mental e da atividade corporal e permite fazer uma hipótese de trabalho bastante realista, considerando que o gesto gráfico é uma reação motora complexa e coordenada, não uma simples resposta motora, porque entre a estimulação e a resposta há uma multiplicidade de acontecimentos que fazem tremer as veias e os pulsos. O perito em grafologia médica, na minha opinião, deve efetivamente ser capaz de responder se um sujeito é incapaz de compreender e de querer. Esta hipótese deve ser demonstrada primeiro ao nível do traço escrito através da presença de critérios maiores e menores e complementares avaliados e depois, se possível, com a mesma clínica do sujeito e com eventuais exames de sangue e instrumentais efectuados (técnicas de imagiologia cerebral ou relativas a órgãos de estudo de aparelhos diversos) que só podem dar uma explicação ao problema gráfico.

Abrem-se novos horizontes no que respeita à técnica grafológica. Esta permitirá, inevitavelmente, um estudo mais aprofundado sobre a capacidade de compreender e de querer, através do estudo da escrita cientificamente correcta. Os estudos neuropsicológicos da linguagem gráfica deverão ser retomados aquando da conclusão do trabalho dos dois autores apresentados na tese seguinte: A.R.Lurija e Rudolf Pophal. E estes estudos devem ser cada vez mais coordenados com os da Neuropsicologia clínica e de reabilitação que, como foi dito desde o início, representam, de acordo com as actuais disposições ministeriais, disciplinas de ensino das Escolas de Especialização em Neuropsicologia exclusivamente dedicadas a licenciados em Psicologia (D.M. 24 de julho de 2006, G.N. 246 de 21/10/2006). Fico a pensar na razão pela qual toda esta complexa matéria de Grafologia Médica não se deveria tornar numa verdadeira especialidade pós-médica como as outras, tendo em conta a íntima interligação dos estudos de Neuropsicologia, Fisiologia e Neurociências que o gesto gráfico exige.

De 2009 até hoje, as técnicas neurocientíficas e de genética comportamental foram utilizadas em quatro ocasiões durante um julgamento criminal no nosso país. Trata-se de julgamentos-piloto a nível europeu: noutros países do velho continente, de facto, a justiça penal continua a ser muito cautelosa em relação à utilização no processo judicial destas "novas" provas científicas.

A imputabilidade tem sido até agora a base de escolha para a utilização da Neurociência no processo penal. A figura do grafólogo moderno, que faz malabarismos hábeis com todas as ferramentas clínicas e instrumentais que as ciências médicas hoje propõem, portanto, não pode mais ser adiada e está estritamente relacionada com o crescimento da contribuição das Neurociências forenses nas salas de audiências, porque, como as palavras de Augusto Vels: "Tudo é mais importante que as partes".

Pessoalmente, a partir de agora, penso que esta será a minha atividade profissional predominante ...

CAPÍTULO 11

BIBLIOGRAFIA

1) Aloia M.A., Trojani A., *Sentenze in Perizia Grafica 2000-2011,* Amazon 2011.

2) Aloia M.A.,Trojani A, Molinari M., *Strumenti giuridici per la Perizia Grafica,* I libri del perito,Roma 2013.

3) American Psychiatric Association, *Manuale diagnostico e statistico dei disurbi mentali qinta edizione,* Raffaello Cortina Editore, 2014

4) Balloni A., Bisi R., Monti, *Soda caustica, allume di rocca e pece greca.il caso Cianciulli,* Minerva Edizioni ,2010

5) Barbizet j.,Duizabo Ph., Neuropsicologia,Masson,Milano, 1983

6) BelliniV., *La perizia psichiatrica sull'autore di reato nel sistema penale* statunitense in Rass.it.crim, 2005,609 e ss..

7) Bianchi, Gulotta, Sartori, *Manuale di Neuroscienze forensi, Giuffre Ed Milano, 2009.*

8) Bidoli *S., Capacitd di intendere e volere, dispensa,* Rimini 1995.

9) Bouquet A., Les *tremblements dans l'ecriture,* Pellerin, Paris, 1986.

10) Bouquet A., *L 'expertise des ecritures manuscrite,* Presses du CNRS, Paris, 1991.

11) Blumenfeld H., MD., *Neuroanatomia attraverso casi clinici,* Piccin Ed. Padova,2014

12) Bomoroni *C.Jnlerpretazione neuro-fisologica del Gesto Grafico,* Istituto Grafologico G.Moretti Urbino, 1993.

13) Brancati b., Poma, *Riconoscere un manager dalla scrittura,* Franco Angeli,2008

14) Bravo A., *Argomenti di grafologia peritale,* Edizioni Scientifiche,Napoli,2001.

15) Bravo A.,Tarantino V., *Il tremore in scrittura,* Istituto d Grafologia giudiziaria, Urbino 1986.

16) Bravo A., *Variazioni naturali e artificiose della grafia,* Giordano Editore,2005

17) Bruni P., *Manuale di Grafologia,* A.Vallardi Editore,2006

18) Casale A.M. "De Pasquali P., Lembo M.S., *Vittime di Crimini violenti.,* Maggioli Editore,2014.

19) Cattaneo A.p., *La scrittura specchio della salute,* RED edizioni,2013.

20) Ceccuti I., Staiano O., *Grafologica-Mente, Grafologia e PNL,* In Mind Ed.2010.

21) Crotti E.,Magni A., *Manuale di Grafologia ,* GRIBAUDO EDITORE,2003

22) Crepieux-Jamin J., *ABC della Grafologia,* Edizioni Messaggero Padova,2001

23) Crotti E.,Magni A., *Manuale di Grafologia ,* GRIBAUDO EDITORE,2003

24) Crotti E.,Magni A., *Grafologia, GRAFOLOGIA,* RED EDIZIONI,2004

25) Crotti E.,Magni A.,Venturini O., *Laperizia in tribunale,* Franco Angeli Ed,2011

26) De Ferrari P.,Palmieri L., *Manuale di Medicina legale,* Giuffre Ed.2007

27) Degll'Innocenti L., Faldi, *Misure alternative alia detenzione e procedimento di sorveglianza,* Giuffre,2006.

28) Del Torre O., *Grafologia moderna,* Edizioni Mediterranee, 1962

29) Deragna S., *Grafologia e Neuroscienze,* CEDIS Ed,2002.

30) Dominioni *Q., Laprovapenale scientifica,* Giuffre Milano, 2005.

31) Farahany V., Greely, Coleman, Genetics, *Neurosciences and Criminal Responsability,* em Ead (ed.), *The Impact of Behavioral Sciences on Criminal Law,* Nova Iorque, 2009, 183 e ss.

32) Ferrea M.L., Lecerf J.R., *La scritturaparla,* Edições Magi, 2007

33) Fogarolo L., *Grafologia e Sessualita,* Graphe.it edizioni,2015

34) Fomari U., *Follia Transitoria,* Raffaello Cortina Editore,2014.

35) Fomari U., *Trattato di Psichiatria Forense,* UTET Giuridica,2015.

36) Foucault *M.,Il potere psichiatrico.Corso al College de France* (1973-1974) (2003), trad.it., Milano,2004"285.

37) Gabbard G.O.,*Psichiatriapsicodinamica,* Raffaello Cortina Editore,2015

38) Klages Ludwig *La scrittura e il carattere,* Mursia Ed. 1982.

39) Ladavas E., Berti A., *Neuropsicologiqf* Mulino, Bolonha 1995.

40) Longo M.A., *Manuale pratico di Grafologia e caratterologia,* Hermes Edizioni,2013.

41)) Lurija A.R. *Neuropsicologia del linguaggio grafico,* Edizioni Messaggero Padova, 1984

42) Lurija A.R., *Come lavora il cervello,* Il Mulino, Bolonha, 1977.

43) Lurija A.R., *Le funzioni corticali superiori* dell'uomo,Giunti-Barbera,Firenze 1978.

44) Finger, *Origin of Neuroscience,* Nova Iorque, 1994

45) Palaferri N.,L *'indagine grafologica e il metodo morettiano,* Edizioni Messaggero Padova,2001.

46) Palaferri, *Dizionario Grafologico Morettiano,* Libreria G.Moretti Urbino 2001.

47) Palmieri V.M.,Zangani P.,*Medicina Legale e delle Assicurazioni,* Morano Editore,1982.

48) Paschero *M.,Grafologia e Grafoterapia,* Edizioni mediterranee,2013.

49) Periot M., Brosson, *Morphophysiologie de I'ecriture,* Paris, Payot, 1957.

50) Perrella *A.,Bibliografia giuridica sulla perizia e la consulenza tecnica,* presso l'autore, Roma,1977.

51) Perrella *la., "la capacita di intendere e di volere dell'autore di un testamento olografo in grafopatologia",* Scrittura,n.49,1984.

52) Pophal R., *Scrittura e Cervello,* Edizioni Messaggero Padova, 1990.

48) Manetti e., Ciccolo N., *Mussolini e il suo doppio, I diari svelati,* Pioda Editore 2012

49) Manetti E., *Scripta et Sona,* Pioda Editore, 2012.

50) Marchesan *M.,La perizia grafica su base grafologica,* Criminologia,anno VII,n3,1959

51) Mastronardi V.M., *Manuale di Comunicazione non verbale,* Carocci Faber Ed, 2010.

52) MastronardiV.,Bidoli S.,Calderaro M., *Grafologia giudiziaria e psicopatologia forense, Giuffre Editore, 2010*

53) Mastronardi V..*Manuale per operatori criminologici e Psicopatologi forensi,* Giuffre Ed.,Milano 2012.

54) Moretti G., *Il corpo umano dalla scrittura Grafologia Somatica,* Edizioni Messaggero Padova, 2003

55) Moretti *G.,Trattato scientifico di perizie grafiche,* Edizioni Messaggero Padova, 2013.

56) Moretti G., *Trattato di Grafologia,* Edizioni messaggero Padova, 2013.

57) Nivoli G., *Ilperito e il consulente di parte in psichiatria forense, Centro Scientifico Editore, 2005.*

58) Rniae A., L'anatomia della violenza,le radici biologiche del crimine, Mondadori Universita, 2016.

59) Recalcati M.,Jacques Lacan. *La clinica psicoanalitica: struttura e soggetto,* Raffaello Cortina

Editore,2016.

64) Santapaga L., Trasi.Mi//oCMD, Apogeo editore,2016

65) Santoy C., *Iniciação à grafologia,* Edições Aubier, 1993

66) Saudek R., *Psicologia della scrittura,* Ed.Messaggero Padova, 1996.

67) Sivieri O., *L 'indagine grafica,* Terza Edizione, Edizioni CEDAM, Padova, 1967.

69) Solange-Pellat E., *Le leggi della scrittura,* Giordano Editore, 2004

70) Torbidoni L., Zanin, Grafologia, Editrice La Scuola Brescia, 1998

71) Trojani A.,Aloja M.A.,Molinari M., *Strumenti Giuridici e Tecnici per la Perizia su Testamenti,* I libri del perito, Roma,2014.

72) Venturini O., "I *segni grafici dell'incapacita di intendere e voleref* Rassegna di studi grafologici,n.2,1987.

73) Venturini *G.fApplicazioni grafologiche in campo psichiatricd"*, Grafologia Medica, anno IV,nn.3-4,1996.

74) Venturini O.,Tirelli A.,Sciortino T.*fFarmaci e Grafologia*"",Universita degli studi di Trieste, 1987.

75) Vettorazzo B., *Metodologia della perizia grafica su base grafologica,* Giuffre Ed, 1997

76) *NeXtOYazLO* B., *Grafologia Giudiziaria e perizia grafica,* Giuffre Editore, 2004

77) Vian G., *La scrittura rivela il carattere,* Hoepli Milano, 1946.

78) Vigliotti *A.fCapacitd di intendere e di volere. Analisi grafologica di un caso clinico", Analisi dei segni, anno VI,n.11,1996.*

79) Xandrb M., *Grafopatologia,* Xandb, Madrid, 2001.

80) Zanconi M.C.,Bordino F.,Cordovana L.,Cristino C.,S.,De Marte A.,Forabosco G.,Liberatore M.,Oggiano S.,Righi A.,Zara G., Processi penali processi psicologici, Giuffre Editore,Milano,2009.

LISTAS DE SÍTIOS WEB

www.google.it

http://www.spread.it

http://pluris-cedam.utetgiuridica.it/main.htmlhttp://mente-attiva.blogspot.it

http://www.altalex.com

http ://www. grafologiamorettiana.it http://grafologiaforense.wordpress.com http://www.psvchiatryonline.it/

http://www.neuroscienze.net http://www.grafologia.it/

http://www.scrittura-grafologia.info

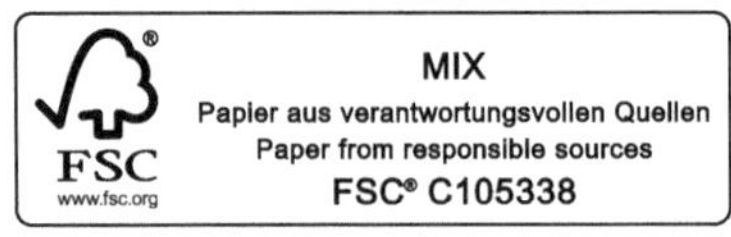

Printed by Books on Demand GmbH, Norderstedt / Germany